全民科学素质行动
计划纲要书系

社区科普书系

人生必须知道的健康知识

科普系列丛书

麻 醉

术中奇幻之旅

SHUZHONG QIHUAN ZHILV

郑静晨 总主编

雷志礼 主 编

U0189112

中国科学技术出版社

·北 京·

图书在版编目（CIP）数据

麻醉: 术中奇幻之旅/雷志礼主编. —北京: 中国科学技术出版社, 2015.9

（人生必须知道的健康知识科普系列丛书/郑静晨总主编）

ISBN 978-7-5046-6894-3

I.①麻… II.①雷… III.①麻醉学—基本知识 IV.①R614

中国版本图书馆CIP数据核字(2015)第203224号

策划编辑	徐扬科　谭建新
责任编辑	沈国峰
责任校对	杨京华
责任印制	马宇晨
封面设计	周新河
版式设计	北京潘通印艺文化传媒・ARTSUN

出　　版	中国科学技术出版社
发　　行	科学普及出版社发行部
地　　址	北京市海淀区中关村南大街16号
邮　　编	100081
发行电话	010-62103130
传　　真	010-62179148
投稿电话	010-62176522
网　　址	http://cspbooks.com.cn

开　　本	720mm×1000mm　1/16
字　　数	184千字
印　　张	11.5
印　　数	1—10000册
版　　次	2015年9月第1版
印　　次	2015年9月第1次印刷
印　　刷	北京东方明珠印刷有限公司

书　　号	ISBN 978-7-5046-6894-3 / R・1848
定　　价	32.00元

（凡购买本社图书，如有缺页、倒页、脱页者，本社发行部负责调换）

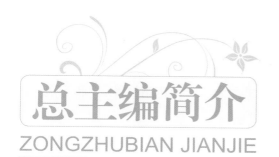

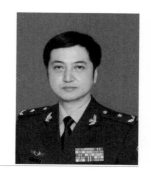

总主编简介
ZONGZHUBIAN JIANJIE

　　郑静晨，中国工程院院士、国务院应急管理专家组专家、中国国际救援队副总队长兼首席医疗官、中国武警总部后勤部副部长兼武警总医院院长，中国武警总医院现代化医院管理研究所所长。现兼任中国医学救援协会常务副会长、中国医院协会副会长、中国灾害防御协会救援医学会副会长、中华医学会科学普及分会主任委员、中国医院协会医院医疗保险专业委员会主任委员、中国急救复苏与灾害医学杂志常务副主编等，先后被授予"中国优秀医院院长"、"中国最具领导力院长"和"杰出救援医学专家"荣誉称号，2006年被国务院、中央军委授予一等功。

　　"谦谦为人，温润如玉；激情似火，和善如风"和敬业攀登、意志如钢是郑静晨院士的一贯品格。在他带领的团队中，秉承了"特别能吃苦、特别能学习、特别能合作、特别能战斗、特别能攻关、特别能奉献"的六种精神，瞄准新问题、开展新思维、形成新思路、实现新突破、攻克前进道路上的一个又一个堡垒，先后在现代化医院管理、灾害救援医学、军队卫勤保障、医学科学普及、社会公益救助等领域做出了可喜成就。

　　在现代化医院管理方面，凭借创新思维实施了"做大做强、以优带强"与"整体推进、重点突破"的学科发展战略，秉承"不图顶尖人才归己有，但揽一流专家为我用"的广义人才观，造就了武警总医院在较短时间内形成肝移植外科、眼眶肿瘤、神经外科、骨科等一批知名学科，推动医疗技术发展的局面。凭借更新理念，实施"感动服务"、"极致化服务"和"快捷服务补救"的新举措，通过开展"说好接诊一句话，温暖病人一颗心"和"学习白求恩，争当合格医务人员"等培训，让职业化、标准化、礼仪化走进医院、走进病区，深化了卫生部提出的开展"三好一满意"活动的实践。凭借"他山之石可以攻玉"的思路，在全军医院较先推行了"标杆管理"、"精细化管理"、"落地绩效管理"、"质量内涵式管理"、"临床路径管理"和"研究型医院管理"等，有力地促进了医院的可持续发展。

在灾害救援医学领域，以重大灾害医学救援需求为牵引，主持建立了灾害救援医学这门新的学科，并引入系统优化理论，提出了"三位一体"救治体系及制定预案、人员配备、随行装备、技能培训等标准化方案，成为组建国家和省（市）救援体系的指导性文件。2001年参与组建了第一支中国国际救援队，并带领团队先后十余次参加国内外重大灾害医疗救援，圆满完成了任务，为祖国争得了荣誉，先后多次受到党和国家领导人的接见。

在推广医学科普上，着眼于让医学走进公众，提高公众的科学素养，帮助公众用科学的态度看待医学、理解医学、支持医学，有效贯通医患之间的隔阂。提出了作为一名专家、医生和医务工作者，要承担医学知识传播链中"第一发球员"的神圣职责，促使医、患"握手"，让医患关系走向和谐的明天。科普是一项重要的社会公益事业，受益者是全体公民和整个国家。面对科普队伍严重老龄化，科普创作观念陈旧，运行机制急功近利等现象，身为中华医学会科学普及分会主任委员，他首次提出了"公众健康学"、"公众疾病学"和"公众急救学"等概念，并吸纳新鲜血液，培养年轻科普专家，广泛开展学术活动，利用电视和报纸两大载体，加强对灾害救援、现场急救、科技推广、营养指导、健康咨询等进行科普宣传，极大地提高了我国公众的医学科学素养。

在社会公益救助方面，积极响应党中央、国务院、中央军委的号召，发扬人民军队的优良传统，为解决群众"看病难、看病贵"及构建和谐社会，自2005年武警总医院与中国红十字会在国内率先开展了"扶贫救心"活动，先后救助贫困家庭心脏病患儿两千余人。武警总医院由此获得了"中国十大公益之星"殊荣，郑静晨院士获得全国医学人文管理奖。2001年，武警总医院与中华慈善总会联手启动了"为了我们的孩子——救治千名少数民族贫困家庭先心病患儿"行动,先后赴新疆、西藏少数民族地区开展先心病儿童筛查,将有手术适应证的患儿转运北京治疗,以实际行动践行了党的惠民政策,密切了民族感情,受到中央多家主流媒体的跟踪报道。

"书山有路勤为径,学海无涯苦作舟。"郑静晨院士勤奋好学、刻苦钻研,不仅在事业上取得了辉煌成就,在理论研究、学术科研领域也成绩斐然。先后主编《灾害救援医学》《现代化医院管理》《内科循证诊治学》等大型专著5部,发表学术论文近百篇,先后以第一完成人获得国家和省部级科研成果二等奖以上奖7项,其中《重大自然灾害医疗救援体系的创建及关键技术、装备研发与应用》获得国家科技进步二等奖,《国际灾害医学救援系列研究》获得华夏高科技产业创新一等奖,《国内国外重大灾害事件中的卫勤保障研究》获得武警部队科技进步一等奖等。目前,还承担着多项国家、全军和武警科研课题,其中"各种自然灾害条件下医疗救援队的人员、装备标准化研究"为国务院指令性课题。

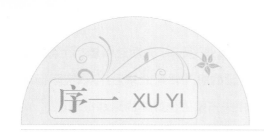

序一 XU YI

　　健康是人类的基本需要，人人都希望身心健康。世界卫生组织公布的数据表明，人的健康和寿命状况40%取决于客观环境因素，60%取决于人体自身因素。长期以来，人们把有无疾病作为是否健康的标准。这个单一的健康观念仅关注疾病的治疗，而忽视了疾病的预防，是一种片面的健康观。

　　在我国，人口老龄化及较低的健康素养教育水平，构成了居民疾病转型的内在因素，慢性非传染性疾病已经成为危害人民健康的主要公共卫生问题，其发病率一直呈现明显上升趋势。据统计，在我国每年约1000万例各种因素导致的死亡中，以心血管疾病、糖尿病、慢性阻塞性肺病和癌症为主的慢性病所占比例已超过80%，已成为中国民众健康的"头号杀手"。慢性病不仅严重影响社会劳动力的发展，而且已经成为导致"看病贵"、"看病难"的主要原因，由慢性病引起的经济负担对我国社会经济的和谐发展形成越来越沉重的压力，考验着我国的医疗卫生体制改革。

　　从某种层面理解，作为一门生命科学，医学是一门让人遗憾的学科，大多数疾病按现有的医学水平是无法治愈的。作为医生该如何减少这样的困境和尴尬？怎样才能让广大普通老百姓摆脱疾病、阻断或延缓亚健康而真正享受健康的生活？众所周知，国家的繁荣昌盛，离不开高素质的国民，离不开科学精神的浸染；同样，医学科学的进步和疾病预防意识的提升，需要从提高民众的医学科普素质入手。当前，我国民众疾病预防意识平均高度在世界同等国家范围内处于一个较低水平，据卫生部2010年调查结果显示，我国居民健康素养水平仅为6.48%，其中居民慢性病预防素养最低，在20个集团国中排名居后。因此，我们作为卫生管理者、医务工作者，应该努力提高广大民众的医学科学素养，让老百姓懂得疾病的规律，熟悉自我管理疾病的知识，掌握改变生活方式的技巧，促进和提高自我管理疾病的能力，逐步增强疾病预防的意识，这或许是解决我国医疗卫生体系现在所面临困境的一种很好的方式。中华医学会科学普及分会主任委员郑静晨院士领衔主编的《人生必须知道的健康知识科普系列丛书》，正是本着这样的原则，集诸多临床专家之经验，耗时数载，几易其稿，最终编写而成的。

这套医学科普图书具有可读性、趣味性和实用性，有其鲜明的特点：一是文字通俗易懂、言简意赅，采取图文并茂、有问有答的形式，避免了生涩的专业术语和难解的"医言医语"；二是科学分类、脉络清晰，归纳了专家经验集锦、锦囊妙计和肺腑之言，回答了医学"是什么？""为什么？""干什么？"等问题；三是采取便于读者查阅的方式，使其能够及时学习和了解有关医学基本知识，做到开卷有益。

我相信，在不远的将来，随着社会经济的进步，全国人民将逐步达到一个"人人掌握医学科普知识，人人享受健康生活"的幸福的新阶段！

中国医院协会会长　　黄洁夫

二〇一二年七月十六日

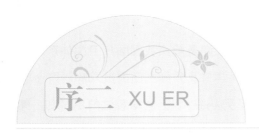

科普——点燃社会文明的火种

科学，是人类文明的助推器；科学家，是科学传播链中的"第一发球员"。在当今社会的各个领域内，有无数位卓越科学家和科普工作者，以他们的辛勤劳动和聪明智慧，点燃了社会文明的火种，有力地促进了社会的发展。在这里，就有一位奉献于医学科普事业的"第一发球员"——中华医学会科学普及分会主任委员郑静晨院士。

2002年6月29日，《中华人民共和国科学技术普及法》正式颁布，明确了科普立法的宗旨、内容、方针、原则和性质，这是我国科普工作的一个重要里程碑，标志着科普工作进入了一个新阶段。2006年2月6日，国务院印发了《全民科学素质行动计划纲要（2006—2010—2020年）》（以下简称《科学素质纲要》）。6年来，《科学素质纲要》领导小组各成员单位、各级政府始终坚持以科学发展观为统领，主动把科普工作纳入全民科学素质工作框架之内，大联合、大协作，认真谋划、积极推进，全民科学素质建设取得了扎扎实实的成效。尽管如此，我国公民科学素质总体水平仍然较低。2011年，中国科协公布的第八次中国公民科学素养调查结果显示，我国具备基本科学素养的公民比例为3.27%，相当于日本、加拿大和欧盟等主要发达国家和地区20世纪80年代末、90年代初的水平。国家的繁荣昌盛，离不开高素质的国民，离不开科学精神的浸染。所以，科普从来不是纯粹的科学问题，而是事关社会发展的全局性问题。

英国一项研究称，世界都在进入"快生活"，全球城市人走路速度比10年前平均加快了10%，而其中位居前列的几个国家都是发展迅速的亚洲国家。半个多世纪以前，世界对中国人的定义还是"漠视时间的民族"。而如今，在外国媒体眼中，"中国人现在成了世界上最急躁、最没有耐性的地球人"。

人的生命只有一次，健康的生命离不开科学健康意识的支撑。在西方发达国家，每年做一次体检的人达到了80%，而在我国，即使是在大城市，这一比例也只有30%～50%。我国著名的心血管专家洪昭光教授曾指出：目前的医生可分为三种。一种是就病论病，见病开药，头痛医头，脚痛医脚，只治病，不治人。第二种医生不但治病，而且治人，在诊病时，能关注患者心理问题，分析病因，解释病情，同时控制有关危险因素，使病情全面好转，减少复发。第三种医生不但治病和治人，而且能通过健康教育使人群健康水平提高，使健康人不变成亚健康人，亚健康人不变成患者，早期患者不变成晚期患者，使整个人群发病率、死亡率下降。

由郑静晨院士担任总主编的《人生必须知道的健康知识科普系列丛书》的正式出版，必将为医学科普园增添一朵灿然盛开的夏荷，用芬芳的笑靥化解人间的疾苦折磨，用亭亭的气质点缀人们美好生活。但愿你、我、他一道了解医学科普现状，走近科普人群，展望科普未来，共同锻造我们的医药卫生科技"软实力"。

是为序。

中国科协书记处书记　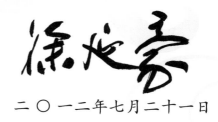

二〇一二年七月二十一日

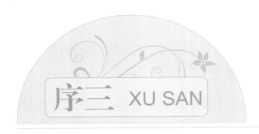
　　"普及健康教育，实施国民健康行动计划"。这是国家《"十二五"规划纲要》中对加强公共卫生服务体系建设提出的具体要求，深刻揭示了开展健康教育，普及健康知识，提高全民健康水平的极端重要性，是建设有中国特色社会主义伟大事业的目标之一，是改善民生、全面构建和谐社会的重要条件和保障，也是广大医务工作者的职责所系、使命所在。

　　人生历程，生死轮回，在飞逝而过的时光岁月里，在玄妙繁杂的尘世中，面对七情六欲、功名利禄、得失祸福以及贫富贵贱，如何安度人生，怎样滋养健康并获得长寿？是人类一直都在苦苦追问和探寻的命题。为了解开这一旷世命题，千百年来，无数名医大师乃至奇人异士都对健康作了仁者见仁、智者见智的注解。

　　为此，我们有必要先弄明白什么是健康？其实，在《辞海》《简明大不列颠百科全书》以及《世界卫生组织宪章》等词典文献中，对"健康"一词都做过明确的解释和定义，在这里没有必要再赘述。而就中文语义而言，"健康"原本是一个合成的双音节词，这两个字有不同的起源，含义也有较大的差别。具体地讲，"健"主要指形体健硕、强壮，因此，有健身强体的日常用语。《易经》中"天行健，君子以自强不息"说的就是这个意思；而"康"主要指心态坦荡、宁静，像大地一样宽厚、安稳，因此，有康宁、康泰、安康的惯常说法。孔圣人所讲的"仁者寿、寿者康"阐述的就是这个道理。据此，我的理解是"健"与"康"体现了中国文化的二元共契与两极互动，活脱就像一幅阴阳互补、和谐自洽的太极图：健是张扬，是亢奋，是阳刚威猛，强调有为进取；康是温宁，是收敛，是从容绵柔，强调无为而治。正如《黄帝内经》的《灵枢·本神》篇里所讲的"智者之养生也，必顺四时而适寒暑，和喜怒而安居处，节阴阳而调刚柔，如是，则避邪不至，长生久视"那样，才能使自己始终处于一个刚柔相济、阴阳互补的平衡状态，从而达到养生、健康、长寿的目的。而至于那种认为"不得病就意味着健康"的认识，是很不全面的。因为事实上，人生在世，吃五谷杂粮，没有不得病的。即使没有明显的疾病，每个人对健康与否的感觉也具有很大的主观性和差异性。换句话说，觉得身体健康，不等于身体没病。《健康手册》的作者约翰·特拉维斯就曾经说过："健康的人并不必须是强壮的、勇敢的、成功的、年轻的，甚至也不是不得病的。"所以，我认为，健康是相对的、动态的，是身体、心灵与精神健全的完美结合和综合体现，是生命存在的最佳状态。

如果说长寿是人们对于明天的希冀，那么健康就是人们今天需要把握的精彩。从古到今，人们打破了时间和疆界的藩篱，前赴后继，孜孜以求，在奔向健康的路上，王侯将相与布衣白丁，医生、护士与患者无不如此。从"万寿无疆"到"永远健康"，这里除了承载着一般人最原始最质朴的祈求和祝愿外，也包含了广大民众对养生长寿之道的渴求。特别是随着社会的进步、经济的发展、人们生活水平和文明程度的提高，健康已成为当下大家最为关注的热点、难点和焦点问题，一场全民健康热、养生热迅速掀起。许多人想方设法寻访和学习养生之道，有的甚至道听途说，误入歧途。对此，我认为当务之急就是要帮助大家确立科学全面的养生观。其实，古代学者早就提出了"养生贵在养性，而养性贵在养德"的理论。孔子在《中庸》中提出"修生以道，修道以仁"，"大德必得其寿"，讲的就是有高尚道德修养的人，才能获得高寿。而唐代著名禅师石头希迁（又被称为"石头和尚"）无际大师，91岁时无疾而终。他曾为世人开列的"十味养生奇方"中的精要就在于养德。他称养德"不劳主顾，不费药金，不劳煎煮"，却可祛病健身，延年益寿。德高者对人、对事胸襟开阔，无私坦荡，光明磊落，故而无忧无愁，无患无求。身心处于淡泊宁静的良好状态之中，必然有利于健康长寿。而现代医学也认为，积德行善，乐于助人的人，有益于提高自身免疫力和心理调节力，有利于祛病健身。由此，一个人要想达到健康长寿的目的，必须进行科学全面的养生保健，并且要清醒地认识到：道德和涵养是养生保健的根本，良好的精神状态是养生保健的关键，思想观念对养生保健起主导作用，科学的饮食及节欲是养生保健的保证，正确的运动锻炼是养生保健的源泉。

"上工不治已病治未病"，意思是说最好的医生应该预防疾病的发生，做到防患于未然。这是《黄帝内经》中最先提出来的防病养生之说，是迄今为止我国医疗卫生界所遵守的"预防为主"战略的最早雏形。其中也包含了宣传推广医学科普知识，倡导科学养生这一中国传统健康文化的核心理念。然而，实事求是地讲，近些年来，在"全民养生"的大潮中，相对滞后的医学科普宣传，却没能很好地满足这一需求。以至于出现了一个世人见怪不怪的现象：内行不说，外行乱说；不学医的人写医，不懂医的人论医。一方面，老百姓十分渴望了解医学防病、养生保健知识；另一方面，擅长讲医学常识、愿意写科普文章的专家又太少。加之，中国传统医学又一直信奉"大医隐于民，良药藏于乡"的陈规，坚守"好酒不怕巷子深"的陋识，由此，就为那些所谓的"神医大师"们粉墨登场提供了舞台和机会。可以这么说，凡是"神医大师"蜂拥而起、兴风作浪的时候，一定是医疗资源分配不均、医学知识普及不够、医疗专家作为不多的时候。从2000年到2010年，尽管"邪门歪道"层出不穷，但他们骗人的手法却如出一辙：出书立传、上节目开讲坛，乃至卖假药卖伪劣保健品，并冠以"国家领导人保健医生"、"中医世家"、"中医教授"等虚构的身份、虚构的学历掩人耳目，自欺欺人。这些乱象的出现，我认为，既有医疗体制上的多种原因，也有传统文化上的深刻根源，既是国人健康素养缺失的表现，更是广大医务工作者没有主动作为的失职。因此，我愿与同行们在痛定思痛之后，勇敢地站出来，承担起维护医学健康的社会责任。

无论是治病还是养生，最怕的是走弯路、走错路，要知道，无知比疾病本身更可怕。世界卫生组织前总干事中岛宏博士就曾指出："许多人不是死于疾病，而是死于无知。"综观当今医学健康的图书市场，养生保健类书籍持续热销，甚至脱销。据统计，在2009年畅销书的排行榜上，前20名中一半以上与养生保健有关。到目前为止，全国已有400多家出版社出版了健康类图书达数千种之多。而这其中，良莠不齐，鱼目混珠。鉴于此，出于医务工作者的良知和责任，我们以寝食难安的心情、扬清激浊的勇气和正本清源的担当，审慎地邀请了既有丰富临床经验又热衷于科普写作的医疗专家和学者，共同编写了这套实用科普书籍，跳出许多同类书籍中重知识宣导、轻智慧启迪，重学术堆砌、轻常识普及，重谈医论病、轻思想烛照的束缚，从有助于人们建立健康、疾病、医学、生命认识的大视野、大关怀、大彻悟的目的出发，从常见病、多发病、意外伤害、诊疗手段、医学趣谈等角度入手，系统地介绍了一系列丰富而权威的知病治病、自救互救、保健养生、康复理疗的知识和方法，力求使广大读者一看就懂、一学就会，从而相信医学，共享健康。

最后，我想坦诚地说，单有健康的知识，并不能确保你一生的健康。你的健康说到底，还是应该由自己负责，没有任何人能替代。你获得的知识、学到的技巧、养成的习惯、作出的选择以及日复一日习以为常的生活方式，都会影响并塑造你的健康和未来。因此，我们必须从现在开始，并持之以恒地付诸实践、付诸行动。

以上就是我们编写此书的初衷和目的。但愿能帮助大家过上一种健康、幸福、和谐、美满的生活，使我们的生命更长久！

武警总医院院长　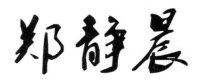

二〇一二年七月于北京

"麻醉"——一个熟悉而又陌生的名词，但还真没有几个人说得清楚，要弄懂什么是麻醉，也真不是件简单的事。我常听有人说："你们做麻醉的不就是给患者打一针让患者睡过去，你们就没事了嘛！你们不就是打麻醉的嘛！"听到这些话，说实在的，我的心里还真不是滋味。

人们可能听说过，在古代常常有采用棒击、灌酒或放血的方法让人失去知觉，然后给患者做一些短小手术，或是干脆在患者清醒的状态下无视患者嚎啕惨叫的痛苦施行手术。直到 19 世纪中叶，人们发现笑气（氧化亚氮）和乙醚可以使人意识丧失，而在没有意识的情况下手术，患者不会感到任何痛苦。因此，笑气和乙醚的发现开启了现代麻醉学的大门。此后，随着科学技术的不断发展，人们不但研制了气管内插管、麻醉呼吸机、体外循环机等保障患者手术中生命功能的设备，还研制了可随时监测患者术中各种生理功能的监测设备，以及可控制性强、副作用少的新型吸入性麻醉药、局部麻醉药、麻醉性镇痛药、麻醉性镇静药、肌肉松弛药等现代麻醉药物。正是由于这些新的设备和药物的问世，使得现在的手术已经没有"禁区"，麻醉没有"禁忌"。而今天的麻醉医生，也不仅仅只是保证患者在无痛的情况下完成各种手术那么简单，而是把更多的精力投入到监测、调控和维护手术患者的生命安全上。今天的麻醉医生已走出手术室，参与到重症患者的监测治疗、重危患者的急救与复苏、疼痛治疗等多学科领域，成了医院中不可缺的"全能医生"。因此，有人把麻醉医生称为"无影灯下手术患者生命的守护神、千手观音"。

为了让读者更多地了解麻醉知识、了解麻醉医生的工作，以及一旦有一天在您需要做手术时，能更好地配合麻醉医生，我们组织科内部分中青年麻醉医生编写了这本科普读物《麻醉——术中奇幻之旅》，力求通过简明扼要、通俗易懂的书写形式，把现代麻醉的一些基本常识呈现给大家。在您需要时，可通过本书去神秘的麻醉世界遨游。

在本书的编写过程中，我的研究生李萌对全书的统筹、文字的校对以及插图的制作等做了大量的工作，在此表示感谢！

雷志礼

二〇一五年八月

C 目录
CONTENTS

遨游麻醉知识的海洋

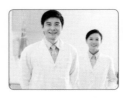 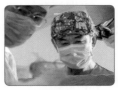

感受术中的奇幻之旅

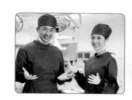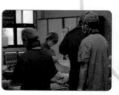

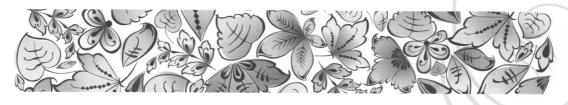

踏上康复的回归之路

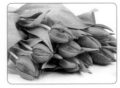
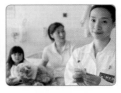

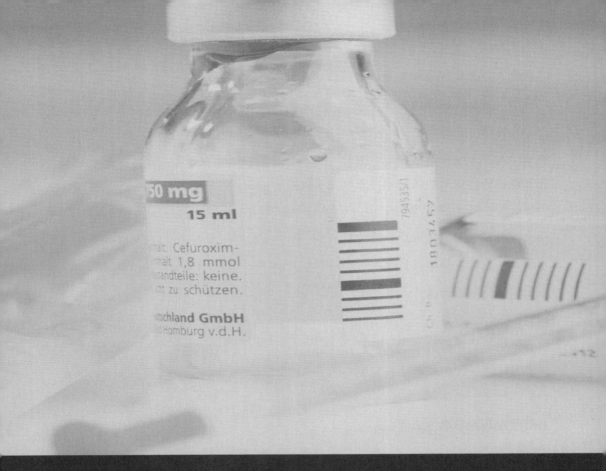

AOYOU MAZUI
ZHISHI DE HAIYANG

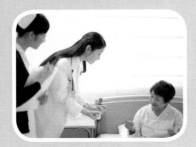 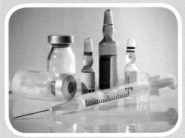 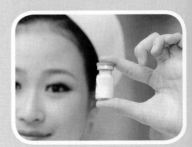

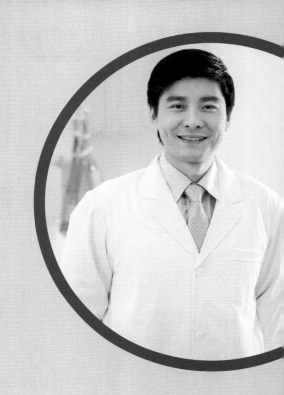

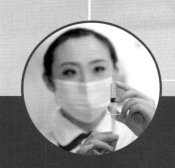

遨游麻醉
知识的海洋

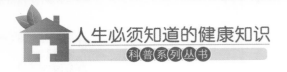

麻醉趣谈

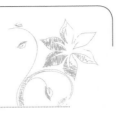

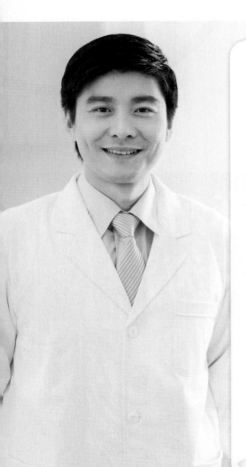

　　人的一生都难逃"生、老、病、死"这一自然法则，难免会经历或大或小的手术，而一谈到手术，很多人都会惊恐万分，"手术不但有风险还会很疼，多可怕呀！我紧张，我害怕"。而且人类对疼痛的恐惧会更加剧我们对于手术本身的恐惧。哪怕只是简单的拔牙或是切掉手指上的小肿物这种再小不过的手术，您都可能会说："医生，我怕疼，您多给我打点麻药啊！"许多患者进手术室后都会说"医生，我紧张，你千万别让我知道"，等等。可见，无痛、无意识在接受手术的患者看来多么重要。其实，这也正是"麻醉"所要做的。

　　如果今天是您或您的亲人正在准备接受手术治疗，您在关心外科医生手术的同时，或许对麻醉也有很多疑问。好！下面我们就将对术前所担心的疑惑和想知道的麻醉有关问题，一一解答。

你知道什么是麻醉吗

"麻醉"一词原意是指感觉或知觉的丧失，其后则指可使患者在接受手术或者有创操作时不感到疼痛和不适的状态。一般认为，麻醉是由药物或其他方法产生的一种中枢神经系统和（或）周围神经系统的可逆性功能抑制，这种抑制的特点主要是感觉特别是痛觉的丧失。麻醉的方法有很多种，包括全身麻醉、椎管内麻醉、局部麻醉。其中全身麻醉又可分为：吸入麻醉、静脉麻醉，直肠麻醉。椎管内麻醉又分为：蛛网膜下间隙阻滞、硬脊膜外间隙阻滞。而局部麻醉又分为：表面麻醉、局部浸润麻醉、区域阻滞麻醉、周围神经阻滞麻醉、静脉局部麻醉。

古代是如何给患者做手术的

远在石器时代，人类就已经开始用骨针等进行镇痛、治病。在我国最古老的医书《黄帝内经》中就已有用针刺治疗多种疼痛的记载，名医扁鹊就是这一时期的代表。《史记》中也有关于他使用"毒酒"施行麻醉和手术的描述。其后《神农本草经》收录了各种具有镇痛或麻醉作用的药物如莨菪子、大麻、乌头、附子、椒等。后汉名医华佗用酒冲服麻沸散施行全身麻醉后进行剖腹手术，其后唐、宋、明、清各朝都有用洋金花（曼陀罗花）、草乌、闹羊花等作全麻药的记载。

国外古代时人们曾用罂粟、古柯叶、毒参茄根、酒精，甚至放血使人丧失神志等方法来施行外科手术。古埃及人将罂粟与莨菪合用作为麻醉药，此与现今仍作为麻醉用药的配方是极为相似的。至于区域麻醉，国外古时采用压迫神经干或冷冻的方法。美洲印加人可能是最早采用局部麻醉方法的人，其外科医生咀嚼古柯叶，然后将口水吐在患者创口内以产生麻醉。

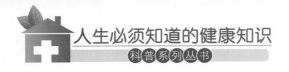
你知道医生节的来历吗

　　每年的 3 月 30 日是美国的国家医生节（National Doctor's Day），为什么强调麻醉医生呢？因为美国的 National Doctor's Day 源于纪念一位麻醉医生。1842 年 3 月 30 日，美国 Georgia 麻醉医生 Crawford Long 为一位摘除颈部肿块的患者成功实施第一例乙醚全麻，他的妻子为了纪念第一次在外科手术中成功使用全麻，以 3 月 30 日作为庆祝日，并延续使用下来，美国为他发行了一枚纪念邮票，后经国会参众两院通过，由老布什总统于 1993 年签署总统令，这一天成为美国的国家医生节。有史以来，美国的名医成千上万，为什么会选 Long 医生做第一例乙醚麻醉的日子来做医生节呢？那就是大家都认识到，麻醉的发明，对促进人类的健康发展、人类文明社会的进步所具有

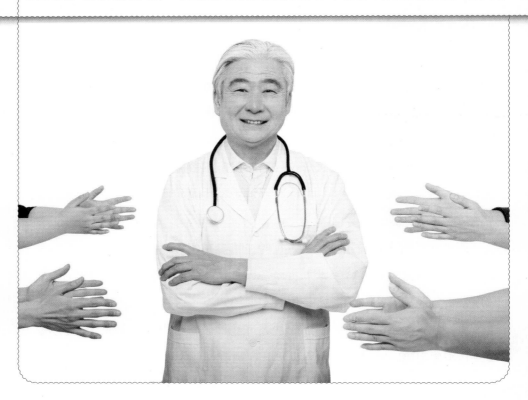

的划时代的意义。

　　Morton 是世界首例在新闻媒体前公开施行乙醚麻醉的另一位美国麻醉医生，他的墓碑上写道："Inventor and Revealer of Inhalation Anesthesia：Before Whom，in All Time，Surgery was Agony；By Whom，Pain in Surgery was Averted and Annulled；Since Whom，Science has Control of Pain."翻译过来就是："在他以前，手术是一种极大的痛苦；因为他，手术的疼痛被攻克；从他以后，科学战胜了疼痛。"这是何等高的评价！因为麻醉使人类远离了疼痛的折磨，因为麻醉使各种手术得以开展，从此人类可以战胜许多过去不可克服的疾病。医生节是医生的骄傲，更是麻醉同行的骄傲，在欧美，人们通常在这一天给自己的医生送上一支红色康乃馨，以表示对医生的感谢。

"乙醚"是哪年用于麻醉的

　　乙醚是于 1540 年生产出来的。1846 年 10 月 6 日美国牙医 William T.G.Morton 在麻省总医院给患者施行乙醚吸入麻醉，术者成功地从患者下颌部切除了一个肿瘤。这一成功立即在全世界引起轰动。事实上早在 4 年前，Crawford W.Long 和 William E.Clark 已经在患者身上分别应用了乙醚，不过他们没有进行报道，故现今一般认为 1846 年是现代麻醉学的开始。1847 年英国产科医师 James Y.Simpson 为产妇施行乙醚麻醉镇痛，也将氯仿用于分娩镇痛，使其进入临床。但氯仿麻醉在英国得到公认却是在 John Snow 为英国维多利亚女皇施行氯仿麻醉生下王子以后。

为什么人们将氧化亚氮称为"笑气"

　　氧化亚氮是无色、带有甜味、无刺激性的气体，在常温常压下为气态。氧

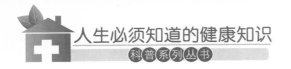
化亚氮的麻醉作用较弱，因此临床应用时常常需要吸入高浓度或者复合其他麻醉药才能产生满意的麻醉效果。当吸入低浓度氧化亚氮时由于它对交感神经系统和中枢神经的兴奋作用，吸入者就会出现兴奋、激动、发笑等情绪变化。因此人们就把氧化亚氮俗称为"笑气"。当吸入浓度增大时上述表现就会消失。其实几乎所有的麻醉药在产生麻醉作用前都会有一个短暂的兴奋期，只是氧化亚氮的兴奋作用更典型罢了。

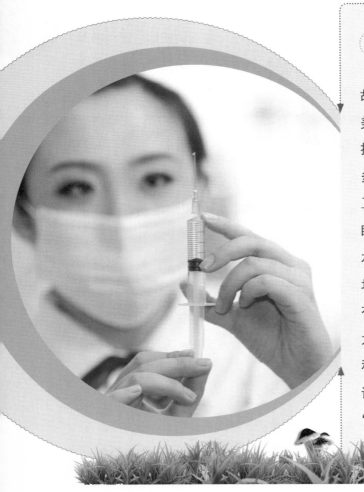

这一针是免费的

在美国有一个非常有名的小故事："我打这一针是免费的……"美国著名华裔麻醉学家李清木教授在上海曾经讲过这个故事。很多美国人都认为，麻醉科医生的工作，不过就是给患者打一针、睡睡觉，那么简单，怎么拿的薪水却是美国医疗行业的第一（平均工资）呢？应该减薪。于是就有了一场非常热烈的 TV 辩论。绝大多数嘉宾一边倒地支持给麻醉科医生降薪。这时，出席这次辩论会的麻醉科医生说了一句名言："其实我打这一针是免费的……"

全场立刻安静下来。他接着说道："我打这一针是免费的，我收的费用，和我拿的薪水，不过是打完针后看着患者，不要让他（她）因为麻醉或手术出血而死去，并保证他们在手术结束后能安全醒过来。如果你们认为我钱拿多了，也没问题，我打完针走就是了。"从此美国不再争论麻醉科医生工资是否太高的问题了。

这个故事告诉我们，麻醉科医生在手术过程中是患者生命安危的主要保护者。简单地说，外科医生是治病的，麻醉医生是保命的。

首脑的随行医生

多年前的一次大型国际会议上，曾接待某国首脑的随行保健班子，他们是两个人，一位麻醉科医生，一位麻醉科护士。事后有人问，这位首脑为什么只带麻醉科医生？这也很好理解，因为这位领导年龄不大，平时又喜欢锻炼身体，没有什么慢性病，当然不用带专科医生。而从安全考虑，首脑出访可能遇到的危险，不外乎车祸、枪击、爆炸等，在这些事件中一旦受伤，能在第一时间挽救生命的是麻醉科医生。因此其保健班子全为麻醉科工作人员，也就是很自然的了。

麻醉医生的功劳

"一台成功的手术，功劳一大半该归麻醉医师"。对于这样的评价，普通老百姓似乎是难以理解的。事实上，麻醉科是医院内部跟外科、内科同级的临床学科，麻醉医师也是临床医生，卫生部早在1984年就发文规定麻醉科为二级临床学科，而且他们必须同时具有医生资格和麻醉医师上岗证，绝非人们通常理解的"麻师"。因此，应该以"麻醉科医生"或者"麻醉医生"称呼他们。

知识的海洋 遨游麻醉

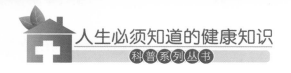
外科医生是治病的，麻醉医生是保命的

　　麻醉医生在手术过程中都需要做些什么？你可能会说我知道主要是手术前的麻醉工作，让患者手术过程中不痛，为后期的手术做好准备。其实不然。一个成功的手术离不开外科医师和麻醉科医师的密切合作。麻醉医师在手术中的作用非常重要，除了在手术前为患者做麻醉前评估及施行麻醉，还必须在外科医师进行手术时负责处理患者因麻醉和手术而引起的病理生理变化，维护患者在麻醉状态中的基本生理功能，如心跳、呼吸、血液循环及氧气输送等重要功能的维持。另外，还必须注意患者的麻醉深度是否适当、预防及紧急处理麻醉手术中可能出现的异常，以免发生并发症及严重后遗症。

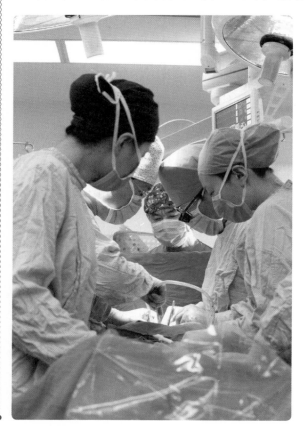

　　简单地说，麻醉科医师的首要职责是保证患者在手术中的生命安全，其次是保证患者无痛苦，再次是为手术医师创造良好的手术操作条件。"麻醉医生保命，手术医生治病"形象地描述了手术期间麻醉医生与外科医生的不同职责。

麻醉药物

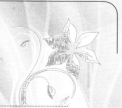

俗话说得好，"巧妇难为无米之炊"。因此，提到麻醉，我不得不再向大家介绍一下，我们麻醉中最重要的东西就是麻醉药物。麻醉药大体分为：局部麻醉药、吸入麻醉药、静脉麻醉药和肌肉松弛药四大类。

哪些药物属于局部麻醉药

局部麻醉药分为酯类和酰胺类，常用的酯类麻醉药有普鲁卡因、氯普鲁卡因和丁卡因；酰胺类局麻药有利多卡因、布比卡因和罗哌卡因。临床上又根据局麻药作用时效的长短，将普鲁卡因、氯普鲁卡因分为短效局麻药，利多卡因为中效局麻药，丁卡因、布比卡因和罗哌卡因为长效局麻药。

局麻药是如何发挥作用的

局部麻醉作用：局麻药对神经冲动的产生和传导有阻滞作用。阻滞的程度和局麻药的剂量、浓度、神经纤维的类别以及刺激强度等因素有关。局麻药必须与神经组织直接接触后才发生作用。浓度自低至高，痛觉最先消失，依次为：冷觉、触觉、深部感觉，最后才是运动功能。吸收作用：局麻药的剂量或浓度过高，或将药物误注入血管内，血中药物达到一定的浓度能引起全身作用，最重要的是中枢神经系统和心血管系统的反应，这实际上就是毒麻药的毒性反应。

不同的局麻药如何使用

（1）丁卡因的用法与剂量：眼科常以 1% 等渗液做角膜表面麻醉，鼻腔黏膜和气管表面麻醉常用 2% 溶液。硬膜外腔阻滞可用 0.2%~0.3% 溶液，一次用量不超过 40~60 毫克，但目前已很少单独应用。常用的是与利多卡因的混合液，可分别含有 0.1%~0.2% 丁卡因与 1.0%~1.5% 利多卡因，具有起效快、时效长的优点。蛛网膜下腔阻滞只能应用特制的丁卡因粉剂，一般为 10 毫克；可用 1% 葡萄糖液、麻黄碱、脑脊液各 1 毫升，配制成 1:1:1 比重溶液，成人剂量 8~10 毫克（即 2.5~3.0 毫升），一般时效可达 120~180 分钟。

（2）利多卡因的用法与剂量：口咽及气管表面麻醉可用 4% 溶液（幼儿则用 2% 溶液），用量不超过 200 毫克，起效时间为 5 分钟，时效可维持 15~30 分钟。0.5%~1.0% 溶液用于局部浸润麻醉，时效可达 60~120 分钟，依其是否加用肾上腺素而定。神经阻滞则用 1%~1.5% 溶液，起效需 10~20 分钟，其时效可维持 120~240 分钟。硬膜外和骶管阻滞则用 1%~2% 溶液，出现镇痛作用约 5.0 ± 1.0 分钟，达到完善的节段扩散约 16.2 ± 2.6 分钟，时效为 90~120 分钟。2%~5% 溶液可用于蛛网膜下腔阻滞，一次用量限于 40~100 毫克，时效为 60~90 分钟，由于阻滞的范围不易调节，一般在临床上并不常用。神经阻滞和硬膜外阻滞，成人一次用量为 400 毫克，加用肾上腺素时极量可达 500 毫克。

（3）布比卡因的用法与剂量：0.25%~0.5% 溶液适用于神经阻滞；若用于硬膜外阻滞，则对运动神经阻滞差，加肾上腺素则适于术后镇痛。0.5% 等渗溶液可用于硬膜外阻滞，但对腹部手术的肌松不够满意，起效时间为 18 分钟，时效可达 400 分钟。0.75% 溶液用于硬膜外阻滞，其起效时间可缩短，且运动神经阻滞更趋于完善，适用于外科大手术。0.125% 溶液适用于分娩时镇痛或术后镇痛，对运动的阻滞较轻。

（4）罗哌卡因的用法与剂量：适用于神经阻滞和硬膜外阻滞，常用浓度为 0.5%~1.0% 溶液。0.5% 溶液适用于产科阻滞或镇痛，可避免运动神经的阻滞。起效时间 5~15 分钟，感觉时间阻滞可大 4~6 小时，加用肾上腺素不能延长运动神经阻滞。

为什么会出现局麻药的毒性反应？症状有哪些？如何处理

常见的毒性反应是由局麻药误入血管所致，硬膜外腔有丰富的静脉血管丛，尤以足月妊娠者，硬膜外腔中静脉怒张，更容易刺入血管。

（1）症状：局麻药早期中毒症状与中枢神经系统有关。患者可能首先感觉舌头麻木、头晕、耳鸣，有些患者表现为精神错乱，随着毒性的增加，患者可以有肌颤，肌颤往往是抽搐的前兆，病情进一步发展，患者可出现典型的癫痫样抽搐。如果血药浓度继续升高，患者迅速出现缺氧、发绀和酸中毒，

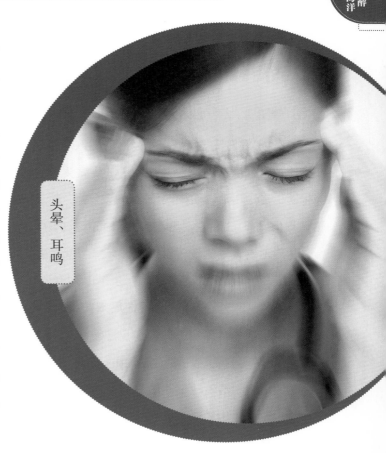

头晕、耳鸣

随之而来的是深昏迷和呼吸停止。如果血药浓度非常高，可能出现心血管毒性反应。局麻药可直接抑制心肌的传导和收缩，对血管运动中枢及血管床的作用可能导致严重的血管扩张，表现为低血压、心率减慢，最后可能导致心脏停搏。

（2）处理：由于局麻药在血液内迅速稀释和分布，因此一次惊厥持续时间多不超过1分钟。发生惊厥时要注意保护患者，避免发生意外的损伤；吸氧，并进行辅助或控制呼吸；开放静脉输液，维持血流动力学的稳定；静注硫喷妥钠50~100毫克（2.5%溶液2~4毫升）或其他快速巴比妥药物，但勿应用过量以免发生呼吸抑制；也可静脉注射地西泮2.5~5.0毫克。静脉注射短效的肌松药如琥珀胆碱（1毫克/千克体重），即可停止肌肉阵挛性收缩，但不能阻抑大脑惊厥性放电。

局麻药引起的毒性反应、高敏反应及变态反应如何区别

（1）毒性反应：一旦血内局麻药浓度骤然升高，可引起一系列的毒性症状，按其轻重程度排列：舌或唇麻木、头痛头晕、耳鸣、视力模糊、注视困难或眼球震颤、言语不清、肌肉颤搐、语无伦次、意识不清、惊厥、昏迷、呼吸停止。

（2）高敏反应：患者个体对局麻药的耐受有很大的差别。当应用小剂量的局麻药，或其用量低于常用量时，患者就发生毒性反应初期症状，应该考虑为高敏反应。一旦出现反应，应停止给药，并给予治疗。

（3）变态反应：经常误把局麻药引起的某些反应归咎于"局麻药过敏"，这是不正确的。事实上，变态反应发生率只占局麻药不良反应的2%，真正的变态反应是罕见的。变态反应是由于亲细胞性免疫球蛋白E（IgE，反应素）附着于肥大细胞和嗜碱粒细胞的表面，当抗原与反应素抗体再次相遇时，则从肥大细胞颗粒内释放出组胺和5-羟色胺等。这些循环内生物胺可激发起一个快速而严重的全身防御性反应，出现气道水肿、支气管痉挛、呼吸困难、低血压以及因毛

细血管通透性增加所致的血管性水肿，皮肤则出现荨麻疹，并伴有瘙痒。反应严重时可危及患者生命。

局麻药为何需要加入血管收缩剂？禁忌证有哪些

（1）血管收缩药可减少局麻药血管吸收，使更多的局麻药物浸润至神经中，从而使麻醉时间延长。常用的血管收缩药有麻黄碱、肾上腺素及苯肾上腺素。

（2）禁忌证：对局部血液循环不良部位的手术应慎用，如手足的手术；心血管功能差的患者不适合加入血管收缩剂；部分血管收缩剂可透过胎盘屏障，故孕妇及哺乳期妇女禁用。

神奇的吸入麻醉药

吸入麻醉药是通过呼吸道和肺吸收入血而产生麻醉作用的药物，包括挥发性液体和气体吸入麻醉药两类。1799年，汉弗莱·戴维发现，如果他吸入氧化亚氮，氧化亚氮会使自己发笑。于是他邀请朋友们参加"笑气"聚会。后来在1815年，另一位著名的科学家迈克尔·法拉第发现了乙醚也有类似的作用，并邀请他的朋友来享用。直到19世纪40年代一位名叫杰克逊的化学家建议他的学生，即牙科医师威廉·莫顿，应用乙醚进行局部麻醉。当他用乙醚麻醉一颗将要钻孔的牙齿时，发现患者的整个口腔都失去了知觉，他想知道可否将乙醚用于全身麻醉，于是他先在动物身上，后在自己身上进行了实验。1848年10月，莫顿公开演示，用乙醚麻醉全身，无疼痛地切除了一位患者颈部的肿瘤。从那以后，乙醚迅速得到广泛的应用。时至今日，这些麻醉药物都光荣退役了。目前各大医院常用的吸入麻醉药主要是恩氟烷、异氟烷、地氟烷、七氟烷等。

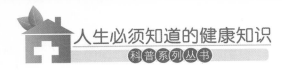
揭开吸入麻醉药的层层面纱

（1）恩氟烷　恩氟烷是较强的大脑抑制药。惊厥性棘波是恩氟烷深麻醉的脑电波特征。麻醉愈深，脑氧耗量下降愈多。恩氟烷对循环系统有抑制作用，抑制程度随剂量增加而加重。恩氟烷麻醉时心率变化不定，与麻醉前的心率相关。恩氟烷对肝脏无毒的结论也在动物实验中得到证实。恩氟烷能产生轻度肾功能抑制，但麻醉结束后很快恢复。

（2）异氟烷　麻醉效能：异氟烷的组织及血液溶解度低，血／气分配系数仅 1.48，高于地氟烷及七氟烷，但低于恩氟烷和氟烷。低温、妊娠、利多卡因和镇静药可降低异氟烷用量。清醒较氟烷、恩氟烷稍快（为 7~11 分钟）。异氟烷对中枢神经系统的抑制与用量相关。异氟烷能减低心肌氧耗量及冠状动脉阻力，但并不改变冠状血管血流量。异氟烷使心率稍增快，但心律稳定，对术前有

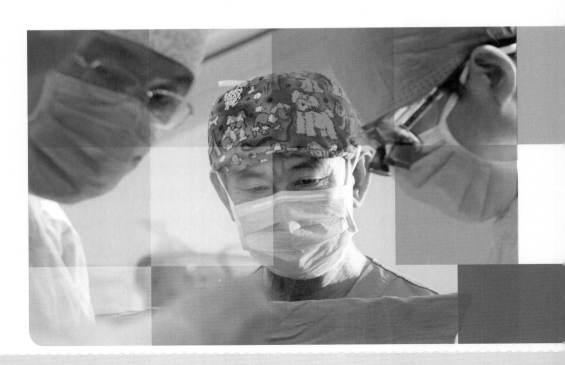

室性心律失常的患者，应用异氟烷麻醉维持期间并不增加发生心律失常的频率。异氟烷和其他吸入麻醉药一样，抑制人和犬对 PaO_2 下降的呼吸反应。所有麻醉药浓度大于 0.1MAC 时，上述反应即受到抑制，1.1MAC 时完全消失。异氟烷麻醉增加肺阻力，并使顺应性和功能残气量稍减。临床证明异氟烷对肝肾亦无太大的损害。

（3）七氟烷　抑制中脑网状结构的多种神经元活动，且与剂量相关。七氟烷麻醉过深时也可引起全身痉挛，但较恩氟烷弱，临床上无此顾虑。七氟烷也增加颅内压、降低脑灌注压，但此种作用较氟烷弱。它对气道的刺激非常小，经常通过面罩吸入进行小儿的麻醉诱导，与氟烷相似。七氟烷随麻醉加深呼吸抑制加重。动物实验证明七氟烷不抑制肺血管对低氧的收缩作用，但七氟烷可松弛土拨鼠的气管平滑肌，抑制乙酰胆碱、组胺引起的支气管收缩作用，此作用与氟烷、恩氟烷一样与剂量相关。七氟烷可治疗实验性喘息，故可用于喘息患者的麻醉。七氟烷麻醉后肝血流量下降，但麻醉结束后迅速恢复正常。可以认为七氟烷较氟烷和异氟烷对肝损害少。麻醉及手术引起的肝损害是多因素的，今后需要在不同条件下进行研究。目前尚未见有七氟烷造成肾脏损伤的报道。Cook 等人用七氟烷麻醉大鼠长达 10 小时，并未发现损害，而甲氧氟烷麻醉 1~3 小时，就能引起中度多尿和抗 ADH 性的肾毒性。

（4）地氟烷　对中枢神经系统的抑制程度与用量有关，不引起癫痫样改变，也不引起异常的脑电活动。地氟烷对神经元的抑制程度与其剂量呈正相关。由于地氟烷的低溶解特性，因而麻醉后恢复迅速，比七氟烷、异氟烷、氟烷更快。和其他现代挥发性麻醉药一样，地氟烷能抑制心血管功能，地氟烷抑制呼吸，减少分钟通气量、增加 $PaCO_2$，并降低机体对 $PaCO_2$ 增高的通气反应，其抑制作用与剂量有关。但地氟烷对呼吸的抑制程度不如氟烷、异氟烷强，由此可通过观察潮气量和呼吸频率的变化来估计麻醉的深度。对肝脏功能影响不大，对肾功能的影响也不大。地氟烷是已知的在机体内生物转化最少的吸入麻醉药。

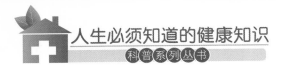

不同的吸入麻醉药的优缺点是什么

（1）恩氟烷　优点及适应证：化学性质稳定，无燃烧爆炸危险；诱导及苏醒快，恶心呕吐少；不刺激气道，不增加分泌物；肌肉松弛好；可并用肾上腺素。以上优点也就决定了其适应证，恩氟烷吸入麻醉适应于各部位、各年龄的手术；重症肌无力手术；嗜铬细胞瘤。缺点及禁忌证：对心肌有抑制作用；在吸入浓度过高及低 $PaCO_2$ 时可产生惊厥；深麻醉时抑制呼吸及循环。禁忌证应包括：严重的心、肝、肾脏疾病，癫痫患者，颅内压过高患者。

（2）异氟烷　优点及适应证：麻醉诱导及苏醒快，无致吐作用；无燃烧、爆炸危险；循环稳定；肌松良好；扩张冠状动脉，有利于心肌缺血的患者；对颅内压无明显的升高作用，适合于神经外科手术的麻醉。临床应用的适应证与恩氟烷相同，而优于恩氟烷，异氟烷对老年人、冠心病患者影响较小，对此类患者可以应用。由于不引起抽搐，可用于癫痫患者。在临床麻醉深度对颅内压影响不大，可用于颅内压增高患者。此外，低浓度的氟烷吸入还适应于 ICU 患者的镇静。缺点及禁忌证：价格贵；有刺激性气味影响小儿的诱导；增加心率。禁忌证：因增加子宫出血，不适于产科手术。

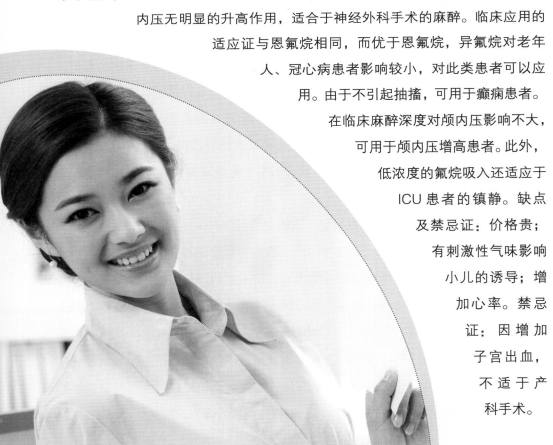

（3）七氟烷 优点及适应证：优点：诱导迅速、无刺激味、麻醉深度易掌握。适应证：凡需要全身麻醉的患者皆可应用。缺点及禁忌证：缺点：遇碱石灰不稳定。禁忌证：1个月内施用吸入全麻，有肝损害者；本人或家属对卤化麻醉药有过敏或有恶性高热因素者；肾功差者慎用。

（4）地氟烷 优点：血、组织溶解度低，麻醉诱导及苏醒快；在体内生物转化少，对机体影响小；对循环功能干扰小，更适用于心血管手术麻醉；神经肌肉阻滞作用较其他氟化烷类吸入麻醉药强。缺点：沸点低，室温下蒸气压高，需用特殊的电子装置控制温度的蒸发器；有刺激气味；药效低，价昂。

"笑气"是麻醉药吗

"笑气"的学名叫氧化亚氮，属于吸入麻醉药。氧化亚氮是无色、带有甜味、无刺激性的气体，在常温常压下为气态。"笑气"虽是一古老的全麻药，但因毒性低微、镇痛作用强、诱导和苏醒快、无刺激性和可燃性，故仍是复合麻醉的常用药。

要了"一代歌王"迈克尔·杰克逊命的
静脉麻醉药

静脉麻醉药有很多种，是指通过静脉注射而产生麻醉作用的一类药物，丙泊酚就是其中的一种短效静脉麻醉药。丙泊酚起效快，作用时间短，无蓄积作用，现已成为临床使用最广泛的静脉麻醉。然而俗语讲"是药三分毒"，更何况是麻醉药。著名摇滚巨星迈克尔·杰克逊就是因为其私人医生为其不当使用丙泊酚治疗失眠而英年早逝，引起了全世界的关注。事实上，不管是在欧美还是中国，麻醉药只能由受过训练的麻醉医师或重症监护病房医生来给药。这样的规定就是为了麻醉药的安全使用。

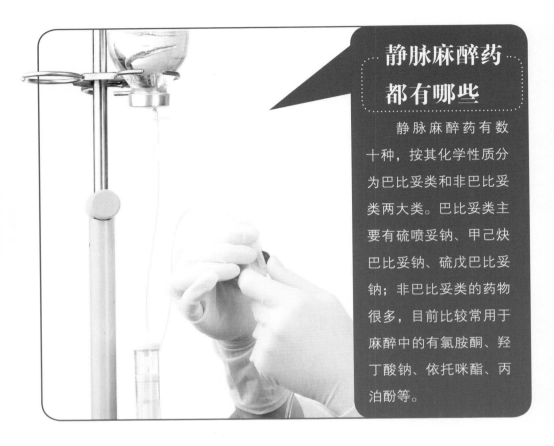

吗啡与哌替啶怎样运用于麻醉中

吗啡和哌替啶都属于麻醉性镇痛药。吗啡是从鸦片中提取的生物碱，是鸦片中起主要药理作用的成分，具有强大的止痛作用，对各种疼痛都有镇痛效果。可以使患者分散对疼痛的注意力、减少对疼痛的恐惧心理，也就是减退对以往痛苦经历的回忆。吗啡类药物对持续性钝痛比对间断性锐痛更有效。临床上主要用于急性疼痛的患者如外科手术和外伤性剧痛、晚期癌症剧痛等，也用于心绞痛发作时止痛和镇静作用。吗啡也是术后镇痛常用的药物。哌替啶是第一个人工合成的麻醉性镇痛药，哌替啶的镇痛强度约为吗啡的 1/10。在临床麻醉中哌替啶较吗啡更常作为辅助用药，如"杜非合剂"（哌替啶复合异丙嗪）、"杜氟合剂"（哌替啶复合氟哌利多）常用于全麻和局麻的辅助用药，以增强麻醉效果。近年来，由于芬太尼及其衍生物的出现，吗啡和哌替啶在临床麻醉中的应用日渐减少。

吗啡类药物的使用是否会造成机体成瘾性

"治疗用吗啡会上瘾"是一种误解。虽然长期反复应用吗啡易产生耐受性和药物依赖性，但这多是一种躯体依赖，而不构成精神依赖，因此谈不上成瘾。对于手术期间麻醉和术后短期镇痛使用，只要是在医生指导下合理应用，遵从医嘱、规范用药是不会让人变成"瘾君子"的。当然，如果不规范使用和滥用阿片类药物有可能导致依赖性，这时如果突然停药就会出现戒断症状，表现为烦躁不安、失眠、肌肉震颤、呕吐、腹痛、散瞳、流涎、出汗等。因此我国制定了《麻醉药品管理条例》对阿片类药物严加管理。

知识的海洋 遨游麻醉

芬太尼类药物和吗啡类药物的区别是什么

吗啡是由阿片中提取的天然生物碱，而芬太尼是人工合成的阿片类药物，两者都属于麻醉性镇痛药。吗啡主要用于镇痛，尤其适用于严重创伤、心肌梗死等引起的急性疼痛以及术后镇痛，有时候吗啡也作为术前用药使用。

芬太尼的镇痛强度为吗啡的 75~125 倍，作用持续时间约 30 分钟。芬太尼及其衍生物（舒芬太尼、瑞芬太尼）是当前临床麻醉中最常用的麻醉性镇痛药，广泛应用于静吸复合全麻、全静脉麻醉中和术后镇痛等。

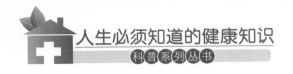
氯胺酮麻醉为什么被称为"分离麻醉"

氯胺酮静脉注射后，患者对任何疼痛没有感觉，但并不入睡，也就是意识与感觉暂时分离，形象地说，就是先不痛，后睡眠。给药后，患者并不入睡，但痛觉完全可以消失，也就是对任何疼痛没有感觉。这种既保持意识清醒，又使痛觉暂时性完全消失的状态，也就是意识与感觉暂时分离的一种状态，被称为分离麻醉。这是由于氯胺酮阻断了大脑的联络路径和丘脑向新皮层的投射。它的作用快速，但时间短暂。静脉注射后约30秒钟发生麻醉作用，持续5~10分钟。肌内注射可维持12~25分钟，且主要用于儿童。分离麻醉适用于各种小手术，但高血压患者忌用。（氯胺酮主要抑制丘脑和新皮质系统，选择性阻断痛觉冲动的传导，痛觉消失；同时又能兴奋脑干及边缘系统，引起意识模糊。）

氯胺酮的适用范围和不良反应

氯胺酮的镇痛作用强，作用时间短，主要适用于体表的短小手术，也常用于基础麻醉，还可与其他的全麻药合用维持麻醉。但是，氯胺酮虽然应用方便，也存在一些不良反应，主要有麻醉中肢体不自主运动或抽动。苏醒期出现幻觉、噩梦等精神反应，成人较儿童更易发生。个别患者可出现复视、视物变形，甚至一过性失明。分泌物增多、恶心、呕吐、误吸等也偶有发生。

滥用氯胺酮的危害

氯胺酮是社会上流传的"K粉"的主要成分，滥用氯胺酮会给人带来很大危害，短期使用可产生说话迷糊、幻觉、抑郁，甚至昏睡，长期滥用可使人记忆力衰退及认知能力下降，并会导致心功能受损害，亦可给人带来躯体和心理依赖，并会因出现幻觉而伤及自己或他人。

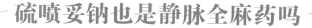

硫喷妥钠也是静脉全麻药吗

　　硫喷妥钠属于巴比妥类静脉全麻药，它通过抑制中枢神经系统多突触传递和网状结构上行系统的活性而产生全麻效应，硫喷妥钠具有起效快、维持时间短、操作管理方便等特点，曾经在临床上应用得十分广泛。但它同时又具有麻醉效果不完善、清醒不完全、呼吸循环抑制及增加呼吸道分泌物等缺点，已经逐渐被其他新型静脉全麻药所代替。目前仅在基层医院或某些特殊手术中尚应用。

"小牛奶"真神奇

　　"小牛奶"医用名为丙泊酚，因其性状是乳白色液体极像人们常喝的牛奶，遂被人叫作"小牛奶"。其优点是：快速，短效，催眠性能强，过敏反应少，苏醒迅速而完全，无药物蓄积作用。因此常用于门诊、齿科等小手术与诊断性检查或者与芬太尼复合成全静脉麻醉药。

遨游麻醉
知识的海洋

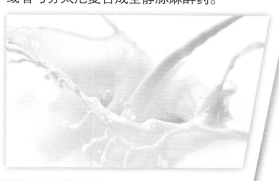

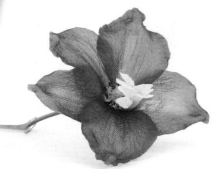

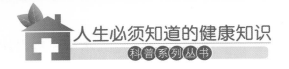

"小牛奶"与依托咪酯的区别

"小牛奶"学名丙泊酚，属于短效静脉麻醉药，它通过增强抑制性 γ－氨基丁酸（GABA）突触的活性而产生麻醉作用，主要用于全麻诱导和维持、静脉麻醉和介入检查和治疗时的镇静。

依托咪酯为含咪唑基的催眠药，它通过增加中枢神经系统中 GABA 抑制性张力而发挥作用。在临床麻醉中也作为静脉麻醉药使用，但主要用于全麻时的静脉诱导。近几年依托咪酯也制成了脂肪乳剂，使其外观上和丙泊酚相似，但两种药在作用机理、使用范围、药代学方面都有很大的不同。

做手术为什么要用肌肉松弛药

肌肉松弛药在临床麻醉中主要用于麻醉诱导时便于气管插管和全麻时减少肌张力提供良好的手术条件。肌松药可以避免深麻醉带来的不良影响，因为其可以减少全麻药用量和降低吸入全麻药浓度。但是肌松药没有镇静和镇痛作用，因此，在整个围术期肌松药必须和镇静药、镇痛药联合使用才能很好地完成麻醉及手术。

什么是肌肉松弛药

肌肉松弛药是全身麻醉中重要的辅助用药，用以在全麻诱导时便于做气管内插管和在术中保持良好肌松。使用肌松药可避免深全麻对人体的不良影响。但肌松药没有镇静、麻醉和镇痛作用，也不能在患者清醒时应用，更不能替代麻醉药和镇痛药。但肌松药必须注意气道管理，根据肌松程度做扶助或控制呼吸，保证患者有效和足够的每分钟通气量。肌松药还适应于消除危重患者机械通气时的人机对抗，也可用于痉挛性疾病的对症治疗。不同肌松药的药理学特性存在一定差异，临床上应根据药物的作用规律、手术需要、患者的病理生理特点以及药物配伍确定肌松药的种类和剂量。

最早的肌松药是怎么被发现的

最早使用肌松药的是南美洲人，他们用蝎、毒蚁和某些植物蒸馏汁的调制品去浸泡箭，他们使用这样处理过的箭，射中动物后，动物即刻麻痹死亡。这种涂在箭上的物质，实际上是毒马钱子（strychnos toxifera），就是人类使用的最早的肌松剂，将其称为箭毒。1516 年，意大利的传教士 d'Anghera PM 首先描述了南美印地安人使用箭毒。后来知道不是所有南美箭毒都具有相同的成分，德国化学家 Boehm R 根据箭毒的不同配制和储存方法，将其分为筒箭毒和葫芦箭毒。1811 年，英国的 Bancroft EN 和 Brodie B 通过实验明确地证实，箭毒引起的动物死亡是使呼吸停止，如果能够使用人工风箱维持动物的肺通气，动物的生命将能够得以维持。他们公开演示了给予箭毒，将一头驴完全麻痹，肌肉松弛，呼吸停止 2 个多小时，其间使用一个插入气管的风箱，对这头驴施行人工通气，这头驴一直活着，而且在实验结束后仍活了许多年。

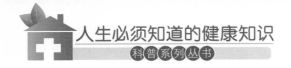
怎样才算是理想的肌松药

理想的肌松药应满足以下几个要求：起效要快（40~60秒）；容易拮抗，如罗库溴铵；作用时间短，易于调控；无组胺释放；心肝肾功能影响小。

肌松药有几类？ 主要特点是什么

随着临床药理的不断发展，现在已经有几种肌松药可供我们选择，大致可以分为两类：去极化肌松药和非去极化肌松药。前者的药理作用特点：首次静注在肌松出现前一般有肌纤维成串收缩；对强直刺激或四个成串刺激肌颤搐不出现衰减。在后者，第四个刺激与第一个刺激引起的肌收缩幅度之比，即 $T_1 : T_4 > 0.9$；对强直刺激后单刺激反应没有易化，即无强直后增强现象；其肌松作用可为非去极化肌松药拮抗，但为抗胆碱酯酶药增强；反复间断静注或持续静脉注射后，其阻滞性质逐渐由去极化阻滞发展成带有非去极化阻滞特点的Ⅱ相阻滞；有快速赖受性。非去极化肌松药的药理作用特点：在出现肌松前没有肌纤维成束收缩；给予强直刺激和四个成串刺激，肌颤搐出现衰减；对强直刺激后单刺激反应出现易化；其肌松作用能为抗胆碱酯酶药拮抗。去极化肌松药和非去极化肌松药联合应用时容易出现一些问题，比如先用非去极化肌松药时，则去极化肌松药的作用被减弱，而先用去极化肌松药时则非去极化肌松药作用增强。

常用的肌松药有哪些

现在临床上应用得更多的是非去极化肌松药，包括短时效的米库氯铵和瑞库溴铵，中时效的维库溴铵、罗库溴铵、阿曲库铵和顺式阿曲库铵，还有长时效的潘库溴铵、哌库溴铵等。这里主要介绍几种常用的中时效非去极化肌松药。

（1）维库溴铵(又名万可松) 不会引起组胺的释放,故对心血管的影响极小,这是其突出优点，因此可以适用于心肌缺血和心脏病患者。万可松主要在肝脏代谢和排泄，阻塞性黄疸和肝硬化患者其消除减慢，时效延长。虽然有 15%~25%的万可松经肾排泄，肾衰竭时可通过肝消除来代偿，因此可以用于肾衰竭的患者。其 ED_{95} 为 0.05 毫克/千克体重，起效时间 4~6 分钟，增加药量可以缩短起效时间，静注 ED_{95} 剂量其恢复指数为 10~15 分钟，90% 肌颤搐恢复时间为 30 分钟。气管插管剂量为 0.1 毫克/千克体重，2~3 分钟起效，维持时间约 45 分钟。需要长时间维持肌松可以采用微量泵以 1.0~1.5 微克/（千克体重·分钟）的剂量连续输注。因为万可松对植物神经系统无明显作用，当应用拟胆碱药、$β-$ 受体阻断药或钙通道阻滞药时可能产生心动过缓，甚至发生心搏骤停，因此，需用上述药物时应密切观察心率的变化。

（2）罗库溴铵（又名爱可松） 该药作用强度为维库溴铵的 1/7，时效为维库溴铵的 2/3。其药代动力学与维库溴铵相似，主要依靠肝消除，其次是肾消除。肾衰竭并不影响其时效与药代动力学，而肝功能障碍可能延长其时效。它的起效时间在所有非去极化肌松药中是最快的，仅次于琥珀胆碱。ED_{95} 为 0.3 毫克/千克体重，起效时间 3~4 分钟，时效 10~15 分钟，90% 肌颤搐恢复时间 30 分钟。0.6 毫克/千克体重的剂量肌注后 90 秒可气管插管，肌松维持时间 45 分钟，用量增至 1.0 毫克/千克体重，60 秒后即可气管插管。罗库溴铵对心血管亦无明显作用，不释放组胺，临床应用剂量无心率和血压的变化。

（3）顺式阿曲库铵 是阿曲库铵的光学异构体，肌松作用较阿曲库铵强 3 倍，该药对植物神经系统作用弱，不释放组胺，无心血管不良反应。体内消除主要经 Hofmann 消除，而代谢产物主要经肾排泄。顺阿的 ED_{95} 为 0.05 毫克/千克体重，完全阻滞的起效时间为 7.5 分钟，2 倍 ED_{95} 剂量时，起效时间缩短为 5 分钟，临床时效 45 分钟，药量增大至 4 倍和 8 倍时，起效时间缩短为 2~3 分钟，时效分别延长至 70 分钟和 80 分钟。该药物无蓄积作用，因此特别适用于采用微量泵连续输注，现在主要用于肝移植手术中肌松的维持，用药过程中血流动力学稳定。

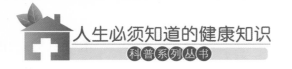

总之，肌松药已成为一种消除肌肉收缩时产生的张力和缩短程度的必不可少的麻醉辅助药，使手术中的肌肉处于休眠和静止无为状态，为外科医生提供一个开阔的手术空间，使手术更快更好地进行。当然，也有相应的拮抗剂来对抗肌松药，使得各种肌肉及时从休眠和静止无为状态调整恢复到各自的工作状态，发挥其相应的生理作用。

咪唑安定比安定更好吗

咪唑安定和安定都属于苯二氮类镇静催眠药。安定主要作为麻醉前用药，以消除焦虑，并有助于预防局麻药毒性反应。其静脉制剂因为注射时的疼痛现在已经较少使用。咪唑安定由于具有水溶性和消除半衰期短的特点，在临床麻醉中有替代安定的趋势。其主要用途：麻醉前用药、全麻诱导和维持、部位麻醉时的辅助用药和 ICU 患者的镇静，因此可以说在麻醉中咪唑安定比安定更具有优越性。

氟哌利多是镇静药还是镇吐药

氟哌啶又名氟哌利多，为丁酰苯类药之衍化物，具有较好的镇静、镇吐作用，适用于全身麻醉、阻滞麻醉的术中辅助用药。临床上主要用于治疗分裂症的急性精神运动性兴奋躁狂状态，麻醉中应用氟哌啶与芬太尼按 50∶1 配合的制剂，进行"神经安定镇痛麻醉"可使患者产生一种特殊麻醉状态（精神恍惚、活动减少、不入睡、痛觉消失）进行某些小手术，如烧伤大面积换药，各种内镜检查及造影等；亦可作麻醉前给药，具有较好的抗精神紧张、镇吐、抗心律失常等作用。因此，该药既是镇静药，也是镇吐药。

术前准备

明天就要做手术了，太紧张了，怎么办呀

　　不管手术大小，相信每个患者在术前都会或多或少地出现紧张情绪。作为患者我们应该抱着"既来之则安之"的心态对待手术，首先应该充分信任您所在的医院和您的主治医师，相信他们一定会像对待自己的亲人一样对待您的病情。一般来说术前主管医生会和您交流手术的目的、方式及可能的风险；麻醉医生也会在术前进行访视，了解您的病情、介绍麻醉的方法、回答您的问题、普及麻醉知识。在这个过程中您可以把自己的担心和疑惑与外科医生、麻醉医生进行交流以缓解焦虑心情。同时要注意按照医生的要求禁饮食、做必要的术前准备、服用特殊的治疗药物。

如果睡眠有困难可向医生和护士提出，术前充足的睡眠对次日手术的顺利进行很有帮助。而我们麻醉医生在第二天的手术过程中也会一直陪伴在您身旁，所以您完全可以放松心情等候手术。

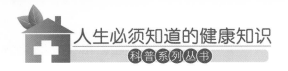
为什么麻醉医生在手术前要访视患者

为减少麻醉手术后并发症、增加手术安全性，麻醉科医师需要在手术麻醉前对患者全身情况和重要器官生理功能做出充分的评估，评定患者接受麻醉和手术的耐受力，并采取相应的防治措施，选择适当的麻醉药物及方法，而以上这些都依赖于术前访视。

因此有效的术前访视是患者麻醉安全的重要保证。麻醉科医生手术前需要了解的情况包括：病史：您是否有心脏病、高血压、气管炎、哮喘、青光眼等疾病？过敏史：您是否对药物（尤其是麻醉药）和食物过敏？过敏反应是否很严重？手术及麻醉史：您是否接受过手术和麻醉，有无不良反应，等等。麻醉科医师根据患者的不同情况制订相应的麻醉方案，同时向患者及家属解释有关的麻醉注意事项，回答患者提出的问题。另外，签署麻醉同意书及决定术后镇痛方式一般也于访视时完成。

为什么麻醉医生要问我很多问题呢

因为手术和麻醉将很大程度上影响人体，所以麻醉科医生要尽可能多地了解他的患者。麻醉医生除在手术中为您解除痛苦、保证术中舒适外，还要对您的生命安全负责，因此麻醉医生非常有必要了解您手术前的一般状况，包括以往疾病史、近期用药、过敏史、以往麻醉史等。麻醉科医生必须非常熟悉你的健康情况，以便在手术过程中提供最好的麻醉治疗。对病情的详尽了解将帮助医生对发生的情况做出快速、准确的判断和治疗。

我可以要求采用何种麻醉吗

可以，一些手术可以采用多种麻醉方法，麻醉科医生在了解情况之后，将会告知采取何种麻醉方法，如何麻醉、对你有何影响，如果你对某种麻醉有自己的看法，可以和医生讨论，虽然医生的看法是专业性的，他还是会考虑患者的意见，以便制订有效的计划。

全身麻醉对智力有影响吗

现代麻醉采用的全身麻醉药均为对人体影响极小、作用可逆的药物，手术后可经人体代谢完全排出，每年世界范围内有数百万人次使用全身麻醉进行手术。实践证明，在专业人士的正确使用下，全身麻醉药不会对智力有任何的影响。

遨游麻醉
知识的海洋

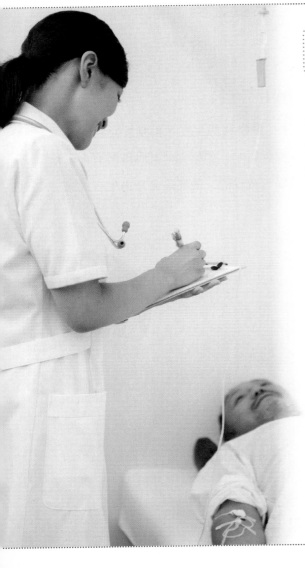

"全麻"比"半麻"更危险吗

在临床工作中常有患者会问是不是半麻比全麻更好一些。其实单纯说，麻醉方法并无优劣之分。麻醉方法的选择首先要考虑患者本身的生理状态，比如同样是阑尾切除手术，一般人只需要连续硬膜外麻醉支持就可以，而对于血小板低的患者这种麻醉方法则会带来严重的并发症，只能增加手术和麻醉的危险程度。全身麻醉用药量较大，会抑制心肺功能，影响正常生理程度较大，必须在做好完善准备与监测工作下使用。然而对不适宜进行半麻的患者，实施全麻相对而言就比较安全。再者就是手术的种类的需要。最后是麻醉科医生对麻醉方法的熟悉程度。一种麻醉方法可能有很多优点，但是实际操作的医生对这种麻醉认知的程度不够深刻同样存在不安全性。

全身麻醉到底是怎么一回事

全麻有三个过程，分诱导、维持、恢复阶段。麻醉前先建立静脉通路，相应监测仪的连接，以便做出麻醉前生命体征的评价。

（1）诱导期　麻醉诱导的目的是使患者从清醒的状态转变为麻醉状态的过程。通常使用静脉全麻药、镇痛药、肌松药等，患者在几分钟之内发生如下变化：由意识清醒状态到意识消失；呼吸 16~20 次 / 分到呼吸停止，此过程需要气管插管（使用一种气管导管插入气管内，用呼吸机代替患者的呼吸）；痛觉存在到消失等。这期间患者生命功能发生较大变化，需严密监测，随时准备处理发生的情况。

（2）维持期　诱导期过后，外科医生准备手术，诱导期麻醉药只能维持较短的时间，在手术中要不断应用麻醉药物以维持一定的麻醉深度。通常有静脉全麻药、吸入全麻药等，并根据麻醉深度和药物对患者的影响调整用药。在维持期进行监测，随时观察手术操作对患者生命的影响，必要时进行治疗，以确保患者的生命安全。

（3）恢复期　当手术结束后，患者进入恢复期。麻醉药物将被停止使用，一些药物将被用来逆转麻醉药物的作用。在麻醉恢复室你的意识将逐渐恢复，患者的生命症状仍被持续监护，一些药物用来减少你的不适，当患者的呼吸功能恢复较好时拔除气管导管。患者感受到疼痛时，进行术后疼痛治疗。整个过程由麻醉科医生、护士来管理，患者意识恢复后，对手术过程并不知晓。

手术前我应该注意什么

手术前的病友首先要解除思想顾虑，可以向你的医生咨询手术目的、麻醉方式、手术体位、各种风险以及术中可能出现的不适等情况。尽量配合医务人员的指导做好术前准备，戒烟戒酒，早晚刷牙，有口腔疾患的要及早诊治，进行术后需要的各种训练等。术前因其他疾病服食药物的必须向医生说明，以明确是否需要停药。入手术室前，禁饮禁食 10 小时（小儿 4~8 小时），未插尿管的患者要排空尿液 。另外，由于麻醉科医生需进行术前访视，患者术前一天最好留在病房不要外出，交流有困难者须有熟悉病情的家人陪同。

遨游麻醉
知识的海洋

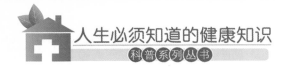
手术前我应该做哪些准备

（1）训练床上大小便及深呼吸。因为有些患者手术后是需要在床上解决大小便的问题；有效的呼吸；适当的咳嗽可减少术后并发症的发生，应先做预防练习。

（2）手术前6~8小时内禁食禁水，目的是为了防止麻醉后胃内容物反流出来，吸入肺内引起肺炎。但必要的药物可用小口水服下。手术前一天晚上应保证睡眠，如果无法安睡，可以在医生的同意下服用安定类药物帮助睡眠。充足的睡眠有助于身体对手术的耐受。

（3）胃肠道手术等还需要进行灌肠以清洁肠道。

（4）进手术室前，必先去掉"身外之物"，戴有活动假牙、齿托的患者，要取下假牙，以防麻醉插管时脱落误入食管或呼吸道。有贵重物品如：眼镜、耳环、戒指、手表、手镯、发夹、项链等在进手术室前，交给病房护士长或亲属保管，不要带到手术室去。要排空大小便后进入手术室，要按规定更换鞋子，戴上手术帽。

（5）请勿化妆和涂抹指甲油，以免影响正常肤色的观察。

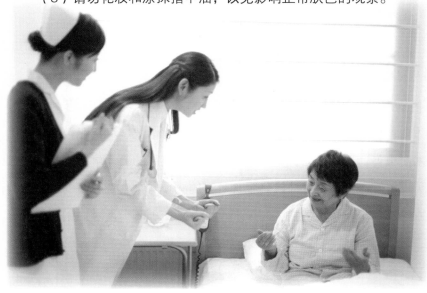

手术前做准备

手术前为什么不能吃饭、喝水

很多患者和患者家属对于手术前不能吃饭、喝水不理解、不明白，部分患者和家长生怕委屈了自己和孩子，甚至有的人认为在手术前要吃得饱饱的，才能更好地"耐受手术"，"饿着肚子手术是会受不了的"。因此，有时由于患者或家属不听医师的劝告或忘记了护士的嘱咐而在手术前吃东西，而不得不停止这次手术，择期另做。

（1）胃肠道的准备是术前准备的重要组成部分，这主要是为了防止在麻醉或手术过程中出现呕吐反应而引起窒息或吸入性肺炎，而这种呕吐反应在麻醉过程中，特别是在气管插管、吸痰管吸痰及拔出导管时可能随时发生，因为一些麻醉药物减弱了人体正常的保护性反射。例如，肺对胃内容物有保护性咳嗽反射，防止它们进入肺内，但是麻醉以后，这些反射消失了。而胃酸对肺的刺激非常大，一旦进入肺内常引发吸入性肺炎，可导致呼吸衰竭，影响生命。如果进食或大量饮水后进行麻醉手术，则胃内容物还没有消化进入肠道即可反呕出来，不仅会影响手术的正常进行，还可能造成严重的并发症，威胁患者的生命安全。

（2）那么手术前从什么时候开始不能吃饭、喝水呢？这取决于手术的部位、种类、大小及患者的年龄、一般状况等，一般的外科手术术前12小时都应禁止饮食，4小时开

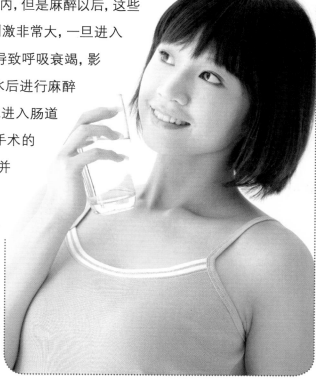

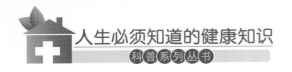
始禁止饮水。对于普通的外科手术，常规要求成人在术前一日晚饭后开始禁食，清洁灌肠后，可于睡前饮 250~500 毫升白开水或糖水，但千万不可再食用其他任何高营养饮料或固体食物。这里需要强调的是，奶类食物不属于饮料，而属于固体食物，因为其在胃内需较长时间才能被消化。手术当日若为第一台手术，早晨起床后不要喝水或吃任何食物；若为接台手术，可于术前 4 小时以前饮少量白开水或糖水。对于小儿患者常规术前 6 小时禁止饮食（包括奶类食物），3 小时开始禁止饮水，至于具体的禁食注意事项还应严格遵照医嘱。

我身上的"毛病"太多了，手术能给我一起治了吗

不能。此外，有一些患者在接受手术时如果伴有其他疾病如糖尿病、哮喘、气管炎以及心脏病等其他疾病，在麻醉医生术前访视患者时，你应告知医生你的既往病史，使麻醉科医生有所准备，针对一些疾病在麻醉前进行治疗或加以控制，以免影响到生命安全。

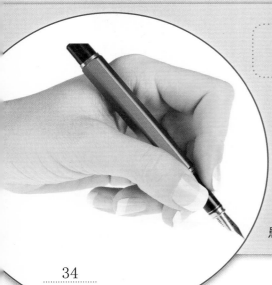

手术前为什么要签麻醉知情同意书

由于个体差异及合并疾病的不同，每个人对麻醉的耐受和反应都不一样，麻醉过程中可能会出现意外和并发症。任何麻醉都伴随着一定的风险，作为患者及家属，有必要也有权利充分了解麻醉存在的风险，这就是为什么手术患者都要进行麻醉前谈话并签字的原因。

哪些情况下患者不适合麻醉

随着现代麻醉学的发展和监护水平的提高，麻醉已经没有绝对的禁忌证，我们可以说"总有一款麻醉方式适合你"。但是不同年龄阶段的患者、不同病情的患者对麻醉的耐受程度也会有很大的差异。婴幼儿因发育尚未完全，老年人由于器官退化，皆对药物耐受性降低，手术中正常呼吸和循环功能的维持不易，相对而言，麻醉和手术的风险自然也会增加。同时，对于择期手术的患者，如果同时合并有全身系统性疾病，例如冠心病、高血压、糖尿病、脑梗、营养不良、贫血等，最好是规范系统治疗一段时间，把全身生理指标调整在比较理想的状态后再接受麻醉和手术。

我可以自己选择麻醉医生吗

可以。现在许多医院都推出了患者选医生的措施，您可以根据医院和科室的介绍以及您自己的了解选择麻醉医生。需要说明的是，对于手术的麻醉安排，各个医院的麻醉科都有专人负责，每天会根据手术的种类、手术时间的长短、手术间的布局统筹安排。每一个麻醉患者一般会有两名不同年资的麻醉医生负责，因此，您可以放心地接受麻醉。

进手术室前为什么要用术前药

使患者情绪安定、合作，减少恐惧，产生必要的遗忘；减少某些麻醉药的副作用，如呼吸道分泌物增加，局麻药的毒性作用；调整植物神经功能，消除或减弱一些不利的神经反射活动，特别是迷走神经反射；缓解术前疼痛。总的目的是通过相应药物使麻醉过程平稳。

麻醉前用药的种类有哪些？应如何掌握

（1）镇静安定药：主要有苯二氮䓬类，这类药物具有镇静、催眠、抗焦虑、

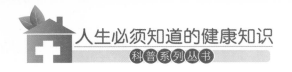
抗惊厥及中枢性肌肉松弛作用，有顺行性遗忘作用。常用药物为地西泮（安定）、劳拉西泮（氯羟安定）、咪达唑仑（咪唑安定）。

（2）催眠药：主要为巴比妥类药，有镇静、催眠和抗惊厥作用。常用于局麻药的毒性反应。常用有苯巴比妥、戊巴比妥、司巴比妥。

（3）麻醉性镇痛药：这类药有较强的镇痛作用，能提高痛阈，有的还有明显的镇痛作用；与全身麻醉药有协同作用，也可作为辅助药改善其他麻醉效果，或用于术后镇痛。常用药物为吗啡、哌替啶（杜冷丁）、美沙酮。

（4）抗胆碱药：麻醉前用的抗胆碱药均为 M- 胆碱受体阻滞药。抑制多种平滑肌，抑制多种腺体分泌，抑制迷走神经反射。常用药物为阿托品和东莨菪碱。

（5）H_2- 受体拮抗剂药：本类药为可逆性、竞争 H_2 受体拮抗剂。能抑制组胺、胃泌素和 M- 胆碱受体激动剂引起的胃酸分泌，使胃液量及 [H+] 下降。临床应用的有西咪替丁、雷尼替丁、法莫替丁和尼扎替丁。

麻醉前用药的确定

（1）患者情况：主要为患者的精神状况，有无疼痛及过去应用镇静、催眠、镇痛药物的情况。

（2）拟用的麻醉方法和麻醉药：主要是考虑各种麻醉方法的特点和麻醉药的药理特点。例如椎管内麻醉需用局麻药，可产生广泛的交感神经阻滞；氯胺酮可使呼吸道分泌物增加等。

（3）适当增减麻醉前用药剂量的一些考虑：需酌情减镇静安定药、催眠药、中枢性镇痛药等抑制性药物的剂量者：一般情况差、衰弱、年老、休克、甲状腺功能低下等；1 岁以下婴儿一般不用；需增加抑制性药物剂量者：年轻、体壮、情绪紧张激动、甲状腺功能亢进等；禁用或慎用中枢性镇痛药者：呼吸功能不全、呼吸道梗阻、颅内压增高者禁用；宜不用或少用抗胆碱药者：患者有心动过速、甲状腺功能亢进、高热等，气候炎热或室温过高，如必须用抗胆碱药，以东莨菪碱或长托宁为宜；抗胆碱药剂量宜较大者：施用硫喷妥钠、氯胺酮、羟丁酸钠、氟烷等麻醉药物或患者有心动过缓（用阿托品），或需借助东莨菪碱的镇静作用。小儿腺体分泌旺盛，按体重计算其剂量较成人用量为大；多种麻醉前用药符合应用时，应根据药物的作用相应酌减剂量；对于急症患者，根据情况用药为宜。

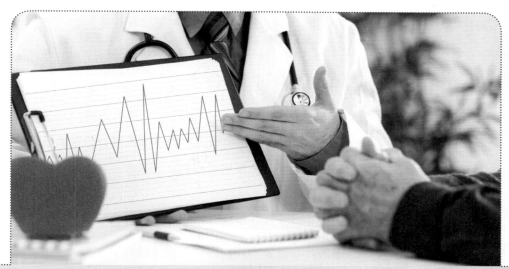

手术前对患者心脏功能如何评估

目前临床上通常把心脏病患者的心功能分为 4 级。

Ⅰ级：患者可自由活动，在从事一般的体力活动时无心悸、气短、呼吸困难、疲劳与心绞痛。

Ⅱ级：患者的体力活动轻度受限。休息时无症状，但从事一般的体力活动时即可出现心悸、气短、呼吸困难、疲劳、心绞痛等症状。

Ⅲ级：患者的体力活动明显受限。休息时无症状，但在轻微的体力活动时就出现心悸、气短、呼吸困难等症状。

Ⅳ级：患者不能做任何体力活动，即使在休息时也有心悸、气短、呼吸困难

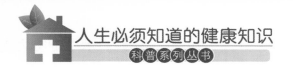
或心绞痛等症状，并出现心功能不全的体征。

根据心功能的分级可适当决定患者的活动量。在心功能Ⅰ级时，不限制一般的体力活动，但必须避免重体力活动。在心功能Ⅱ级时就要中度限制一般体力活动，避免比较强的运动。在心功能Ⅲ级时，严格限制一般的体力活动。在心功能Ⅳ级时，就要绝对卧床休息。但必须坚持动静结合，这样既可避免因长期卧床或静止不动引起的血栓性静脉炎，又可增加心肌侧支循环的代偿能力。

麻醉前对患者情况的评估分几级？有何意义

虽然患者情况的评估是麻醉医生的事，在这里说明的原因也是想让患者或患者家属能更好地了解一下麻醉和手术等相关情况。患者情况可分为下面几级：

Ⅰ级：正常健康。除局部病变外，无系统性疾病。

Ⅱ级：有轻度或中度系统性疾病。

Ⅲ级：有严重系统性疾病，日常活动受限，但未丧失工作能力。

Ⅳ级：有严重系统性疾病，已丧失工作能力，威胁生命安全。

Ⅴ级：病情危急，生命难以维持的濒死患者。如系急诊手术，在评定上述某级前标注"急"或"E"。

麻醉前对患者肺功能如何估计

（1）屏气实验　先让患者做数次深呼吸，然后让患者再深呼吸后屏住呼吸，记录能屏住的时间。一般屏气时间在30秒以上为正常。如时间短于20秒为肺功能显著不全。

（2）吹气试验　让患者尽量深吸气后做最大呼气，若呼气时间不超过3秒，示用力肺活量基本正常。如呼气时间超过5秒，表示存在阻塞性通气障碍。

（3）吹火柴试验　用点燃的纸型火柴距离患者口部 15 厘米处，让患者吹灭之。如不能吹灭，可以估计 FEV1.0/FVC%<60%，第 1 秒用力肺活量 <1.6 升，最大通气量 <50 升。说明肺功能不好。

手术前如何评估气管插管的难易程度

（1）对于全身麻醉而言，气管插管和拔管是两个非常重要的环节。气管插管难易程度的评估可以按照病史、体格检查、实验室检查三个部分来评估。

（2）病史：了解患者有无困难气道处理病史、某些可能导致插管困难的疾病（颈椎病、面部创伤和骨折、扁桃体肥大、面部烧伤、某些遗传疾病等）。

（3）体格检查：提示气道处理困难的体征包括不能开口、颈椎活动受限、小颌症、舌体大、门齿突起、短颈、病态肥胖等。同时也可以对困难气道进行分级：Ⅰ级——可见咽峡弓、软腭和悬雍垂，Ⅱ级——咽峡弓、软腭可见，但悬雍垂被舌根掩盖，Ⅲ级——仅可见软腭。有Ⅲ级气道的患者提示插管困难。

（4）实验室检查：适用于高度怀疑气道困难者，包括喉镜检查、颈胸部 CT 或核磁检查、肺功能检查等。通过以上评估麻醉医生便会对患者的气管插管的难易程度有所了解，如此就可以从容制定全麻诱导和插管方式，确保麻醉安全。

（5）插管困难的原因：患者气道先天性解剖异常：张口度小、颞颌关节活动受限、上门齿过长或突出、牙齿全缺、前门齿松动、小下颌等。患者气道后天性病理异常：风湿病、极度肥胖、甲状腺巨大肿块、颈椎疾病、气道疾病等。麻醉者操作技术不恰当或错误。

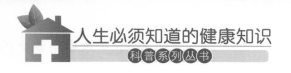
手术前对患者凝血功能如何评估

　　术前对患者凝血功能的检查和了解对病情的判断、麻醉方式的选择、术中可能出现问题的处理都有帮助。比如凝血功能明显异常的患者就不宜选择椎管内麻醉；术前服用大量抗凝剂的患者术中出血量可能会增加；某些疾病会导致凝血功能异常（如肝病、白血病、严重贫血、服用抗凝剂等）。因此，有必要在术前对患者的凝血功能进行评估。目前，常用的监测方法是凝血四项或凝血六项检查，项目包括：凝血酶原时间、PT 活动度、部分凝血活酶时间、国际标准化比值等。同时，血常规检查中的血小板计数、肝功能是否异常、贫血的严重程度、患者有没有牙龈出血、皮肤有没有出血点或者紫癜等检查和临床表现都对凝血功能的评估有所帮助。

如何判断患者是否气管插管困难

　　估测是否困难气道的方法：曾有过气管插管困难的病史；一般检查：门齿外露过多、上下齿列错位和过度肥胖等都提示有气管插管困难。上下门齿距离 3.5~5.6 厘米。小于 3 厘米提示困难、小于 1.5 厘米提示无法显露声门；头颈活动度：寰枕关节及颈椎活动度。正常的头颈伸屈范围在 90 度 ~165 度，如果不足 80 度提示插管困难；甲颏间距：即头在外展时，测量自甲状软骨切迹至下颏间断的距离大于 6.5 厘米无困难，小于 6 厘米则可能产生困难。

神经阻滞麻醉术前应注意什么

　　将局麻药注入外周神经的神经干上或附近，使阻滞点以下的神经分布区出现麻痹，即是神经阻滞。麻醉医生在操作前要向患者解释操作的方法和目的，特别要介绍异感的情况，必须明确告知患者，出现异感立即示意。患者拒绝接受神经阻滞麻醉或此麻醉妨碍手术者，为此种麻醉的绝对禁忌证。相对禁忌证包括凝血障碍、穿刺部位皮肤感染和神经系统疾病，如多发性硬化和脊髓灰质炎。因此术前麻醉医生要了解病情和病史。

经腋路行臂丛神经阻滞时需要术前进行皮肤准备，要告知患者取得理解和配合。

如何选择麻醉方法

麻醉选择包括麻醉方法选择和麻醉药选择，其原则是在保证患者安全的前提下，做到止痛完善、操作简便，能适应手术的需要，并适当满足患者要求。

在选择麻醉时，必须全面考虑下列诸条件：患者年龄、性别以及心、肺、肝、肾等主要脏器的功能情况，疾病对机体所造成的生理紊乱的程度和机体的代偿功能；术前经过何种治疗、效果如何、有无副作用；手术的性质，包括手术时间、部位、范围、手术体位、创伤和刺激大小等；麻醉药物和方法对患者病情的影响；麻醉设备条件（器械和药品）和麻醉者的技术熟练程度；根据术中病情变化及手术的具体情况与要求，能否及时改变麻醉方法。

不同部位手术的一般麻醉方法：头部：多选用局麻或气管内全麻；颈部：多选用局麻或颈神经丛阻滞麻醉。包块过大或有呼吸道压迫症状者需用气管内插管，必要时清醒插管后再行全麻；胸壁：根据手术大小选用局麻、肋间神经阻滞、硬膜外阻滞或全麻；胸内：以气管内全麻为安全。支气管成形手术、支气管扩张、支气管胸膜瘘和大咯血者以及胸腔镜下手术时须用支气管内全麻；腹部：上腹部手术以全麻为好，也可选用硬膜外阻滞或全麻加硬膜外阻滞；下腹部手术可以选用硬膜外阻滞、局麻和蛛网膜下腔阻滞；肛门会阴部：常用鞍麻、低位硬膜外或骶管阻滞，也可以选用局麻；上肢：选用局麻或臂丛神经阻滞。两侧上肢手术，可选用全麻或高位硬膜外阻滞；下肢：选用局麻、蛛网膜下腔阻滞或硬膜外阻滞。

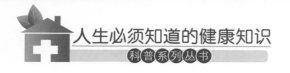
术前长期应用降压药物的患者手术前应注意什么

对一般择期手术应在高血压得到控制后进行，尽可能使舒张压控制到低于100毫米汞柱，收缩压小于140毫米汞柱。而且血压不能只依据1次测定结果而定，应参考12~24小时期间多次测定的结果。长期服用抗高血压药的患者，应延续用药至术晨。

根据手术要求和病情需要，选择对循环功能影响最小的麻醉方法和麻醉药物，尤其对未经治疗的高血压患者，心脑血管意外的危险性很高，术中血压波动大。手术麻醉中操作刺激亦可引起血压升高，严重时有诱发急性心力衰竭、脑水肿和（或）脑血管破裂的危险，在手术麻醉中也可出现低血压。

上肢手术可选用臂丛阻滞，中下腹部或下肢手术可选用单纯硬膜外阻滞或蛛网膜下腔阻滞或联合腰麻硬膜外麻醉（CSEA）；对于体质好的轻度高血压行上腹部手术，可应用单纯硬膜外阻滞；对于年龄高或体质差的患者，宜选用全身麻醉；对于体质好的患者，也可选用全麻复合硬膜外阻滞。胸科手术、神经外科手术则选用全麻，对极危患者急诊抢救手术则选全麻。

长期大剂量应用糖皮质激素的患者手术前应注意的问题

了解原发病所引起的特殊病理生理改变，评估麻醉对原有疾病的影响即麻醉风险。正确评价心血管功能、血压、水电平衡（水钠潴留、低钾）、酸碱状态、血糖；骨质疏松——术中体位；肥胖——插管困难；肥胖、脊柱骨质疏松锥体破坏——椎间定位困难；免疫力低下、皮肤粗而薄、血管丰富——易出血；对药物耐受性低、应激力差，尤其是药物诱导的心肌抑制极为敏感——药物减量；肌无力、低钾——肌松药用量小，术后延迟性呼吸抑制，必要时拮抗；围术期激素的补充；慢性肾功能不全患者手术时替代治疗术前应加量；其他疾病长期激素治疗者术前应用，但是否加量存在争议。术前正在应用的，6~12 月前应用糖皮质醇超过一个月、在前一年接受超过生理剂量类固醇激素治疗 14 天以上者，接受大手术应补充糖皮质激素；术中监测循环状态、血糖和电解质，避免疼痛、精神紧张、缺氧和二氧化碳蓄积等因素。警惕急性肾上腺功能衰竭。

术前及术中应用 $\beta-$ 受体阻滞剂的患者应注意的问题

（1）$\beta-$ 受体阻滞剂的心血管作用：$\beta-$ 受体阻滞剂在围术期应用时能够使心率下降 10%~35%，心输出量下降 20% 左右，心输出量的下降主要是由于心率下降引起的。普奈洛尔可以引起体循环阻力（SVR）增加，β_1- 受体阻滞剂没有这种作用，而拉贝洛尔由于阻滞 α 受体可引起体循环阻力的降低。普奈洛尔可使肝血流量下降 20%~25%，肾血流量下降 40%~50%，β_1- 受体阻滞剂和拉贝洛尔对肝肾血流量没有显著影响。$\beta-$ 受体阻滞剂可减慢窦性节律，延长窦房和房室传导时间，并且可以抑制房室结引起心脏传导阻滞。具有内在交感活性的 $\beta-$ 受体阻滞剂很少引起心动过缓。

1）$\beta-$ 受体阻滞剂对缺血心脏具有保护作用的依据有三点：改善心肌的氧供需平衡；抗心律失常作用；减少因血流动力学改变引起瓣膜腱索断裂的概率。

2）$\beta-$ 受体阻滞剂降低心肌氧需主要通过：降低因儿茶酚胺分泌引起的心动过速，降低心脏收缩力以及降低动脉收缩压；通过降低动脉收缩压降低左室壁张力。$\beta-$ 受体阻滞剂可以提高心肌的生物能的利用，同时，由于使心率减慢，心脏舒张时间延长，心脏血流重新分配，心内膜血流增加，改善心肌氧供。

（2）$\beta-$ 受体阻滞剂对代谢的影响：普奈洛尔可通过抑制体内糖原分解引起

血糖降低，尤其是对糖尿病患者。普奈洛尔阻滞 β_2- 受体介导的肝糖分解，抑制胰高血糖素和胰岛素的分泌，从而影响糖代谢；而选择性 β_1- 受体阻滞剂则无此作用。普奈洛尔还可以引起肾素、血管紧张素和醛固酮的释放减少，选择性 β_1- 受体阻滞剂也会抑制肾素释放。所有的 $\beta-$ 受体阻滞剂都会引起血中胆固醇和甘油三脂的升高， β_1- 受体阻滞剂和具有内在交感活性的 $\beta-$ 受体阻滞剂的此作用减弱。

（3） $\beta-$ 受体阻滞剂对呼吸系统的影响：应用 $\beta-$ 受体阻滞剂时，主要担心的是 β_2- 受体被阻滞后引起支气管痉挛。非选择性 $\beta-$ 受体阻滞剂（如普奈洛尔）通常比较容易引起支气管痉挛，但选择性 β_1- 受体阻滞剂（如阿替洛尔、美托洛尔）以及大剂量的拉贝洛尔也可以引起显著的支气管痉挛。比索洛尔为心脏选择性 β_1- 受体阻滞剂，对呼吸道的影响最小，其次是阿替洛尔、美托洛尔。因此，对于慢性阻塞性肺疾病和肺气肿等气道高反应性患者，在使用 $\beta-$ 受体阻滞剂时要当心。

（4） $\beta-$ 受体阻滞剂围术期使用的禁忌证：术前有房室传导阻滞；非心动过速引起的急性心功能衰竭；血容量不足引起的代偿性心动过速。

（5）围术期应用 $\beta-$ 受体阻滞剂的理由有：控制高血压和心动过速；气管插管、麻醉过浅、原发性高血压、继发性高血压（嗜铬细胞瘤、甲状腺功能亢进以及甲状腺危象），对于嗜铬细胞瘤的患者，应该同时给予 α 和 $\beta-$ 受体阻滞剂；对于心肌梗死以及心肌缺血患者， $\beta-$ 受体阻滞剂可以降低心脏氧耗，预防术中急性心肌梗死的出现； $\beta-$ 受体阻滞剂有利于充血性心衰患者术中血流动力学的稳定；心律失常的治疗， $\beta-$ 受体阻滞剂可以治疗窦性心动过速、房颤和房扑；也可以减少室性期前收缩的发生频率。

（6） $\beta-$ 受体阻断药常用于治疗心绞痛、心律失常和高血压。长期服用者术前 24~48 小时最好能适当减量或完全停药；如患者在停药后症状加重应恢复治疗，直到手术当天。

术前应用洋地黄的患者应注意的问题

洋地黄类强心苷主要能直接加强心肌收缩力，增加心脏每搏血量，从而使心脏收缩末期残余血量减少，舒张末期压力下降，有利于缓解各器官瘀血，尿量增加，心率减慢。其次，洋地黄可直接或间接通过兴奋迷走神经减慢房室传导，可用于治疗心房颤动或心房扑动伴有快速心室率者。过量的洋地黄相反会降低心肌收缩力，增加房室交界区及浦氏纤维自律性，故可引起异位节律及折返现象而致心律失常。

适应证：除洋地黄中毒所诱发的心力衰竭外，其他原因所引起的心力衰竭均可用；快速性室上性心律失常，如快速心率的心房颤动及扑动，阵发性室上性心动过速等。禁忌证：有洋地黄中毒的心力衰竭；预激综合征伴有心房颤动或扑动者；梗阻型心肌病，洋地黄可加重左室流出道梗阻，故不宜使用，但在伴发心力衰竭时仍可应用；房室传导阻滞，仅在伴有心力衰竭时可小心使用，完全性房室传导阻滞伴心力衰竭时，应在放置心室起搏器后，再用洋地黄；窦性心动过缓心室率在每分钟 50 次以下者，心房颤动或心房扑动伴有完全性房室传导阻滞或心室率低于每分钟 60 次者。

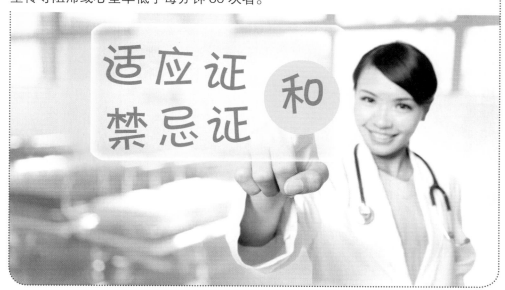

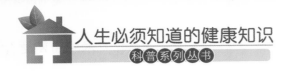
洋地黄排泄缓慢，易于蓄积中毒，故用药前应详询服药史，原则上两周内未用过慢效洋地黄者，才能按常规给予，否则应按具体情况调整用量；强心苷治疗量和中毒量之间相差很小，每个患者对其耐受性和消除速度又有很大差异，而所列各种洋地黄剂量大都是平均剂量，故需根据病情、制剂、疗效及其他因素来摸索不同患者的最佳剂量；阵发性室性心动过速、房室传导阻滞、主动脉瘤及小儿急性风湿热所引起的心力衰竭，忌用或慎用强心苷。心肌炎及肺心病患者对强心苷敏感，应注意用量；强心苷中毒，一般会有恶心、呕吐、厌食、头痛、眩晕等反应，首先应鉴别是由于心功能不全加重，还是强心苷过量所致，因前者需加量，后者则宜停药；应用强心苷期间，或停用后 7 日以内，忌用肾上腺素、麻黄碱及其类似药物，因为这些药物可能增加强心苷的毒性。如同时需要使用钙制剂，可将强心苷剂量酌量减少（如减少 1/3），钙剂可口服，也可在密切观察下静滴，但不可静注；利血平可增加洋地黄对心脏的毒性反应，引起心律失常，对洋地黄毒苷则使其排泄增加，故两者与利血平合用时须加警惕。

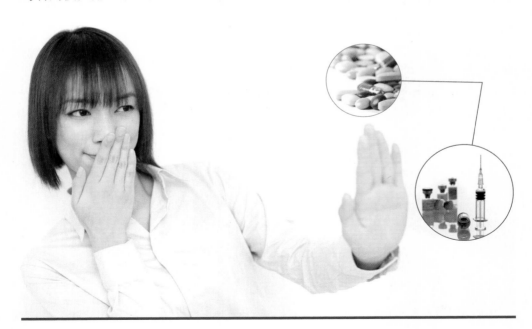

术前长期服用单胺氧化酶抑制剂治疗的患者应注意的问题

单胺氧化酶抑制剂（简称 MAOI）是一类选择性抑制机体内 MAO 活性的药物，能与 MAO 发生可逆或不可逆结合，形成药物 – 酶复合物，抑制酶的活性，干扰底物的正常代谢，从而产生各种药理作用和不良反应，MAOI 主要用于治疗帕金森病、高血压和抑郁症。

MAOI 常用于治疗严重抑郁症。用药后数日内即明显抑制单胺氧化酶。MAOI 有严重的药物相互作用，因此麻醉前数周必须停药，因为 MAOI 常引起不良反应，如高血压、低血压、高热，反射亢进、惊厥和肝毒反应等。各类型 MAOIs 都不能与哌替啶（杜冷丁）合用，由于相互作用会产生激动、抽搐、高热和惊厥等中枢兴奋症状。这与 MAOIs 使脑内 5–HT 浓度增高及哌替啶的致惊厥代谢产物（去甲哌替啶）蓄积有关。MAOIs 与吗啡之间也有类似相互作用，但相互作用较轻，一般不宜合用，必要时可慎重使用。如果没有好的条件，围术期给药一定要从小剂量起。麻醉方式多以全麻为主，主要是保护患者和自己。

（本章编者：雷志礼　韩曙君）

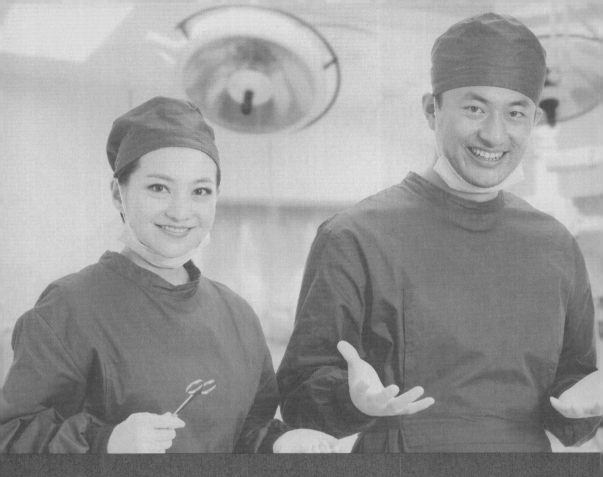

GANSHOU SHUZHONG DE QIHUANZHILV

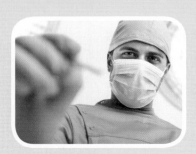
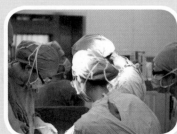
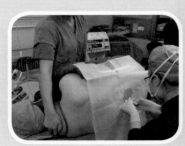

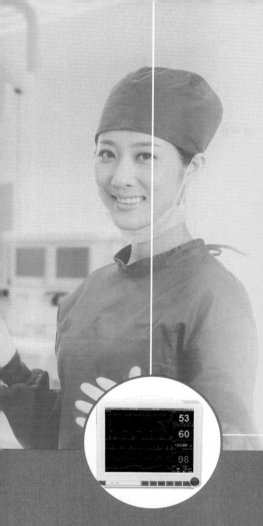

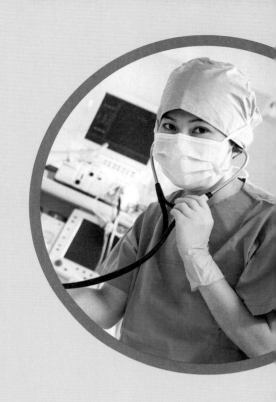

感受术中的
奇幻之旅

术中监测

▶ 有的患者会说，只要进入手术室我就开始害怕，看见医生、护士在我周围忙乎我更紧张。一紧张我就血压升高、心跳加快。怎么能说这是在感受奇幻之旅呢？的确，手术室对于大家来说是一个既可怕又陌生的地方。为什么提到手术、提到手术室大家就会有这样的心态和感觉。那是因为，对于人的正常心理来说，面对一个不了解的陌生环境都会存在一种恐惧心理。假如，你对这个环境已经很熟悉很了解了，你还会害怕它、畏惧它吗？这里我们就从您进入手术室的那一刻说起，让您可以更好地了解手术、了解麻醉，放下心中的疑惑和恐惧。

手术中的监测很重要

临床麻醉的基本任务是消除手术所引起的疼痛和不适的感觉，保障手术患者的生命安全并为手术创造良好的条件。要切实做到保障手术患者的生命安全，关键在于加强麻醉期间对手术患者的严密监测。一个良好和周密的监测，能快速、准确地发现问题并把这个信息快速反映给麻醉医师来进行及时处理，从而避免严重的麻醉意外和并发症的发生。因此，麻醉、手术期间对患者的监测十分重要。

为什么手术中要不断地测量血压

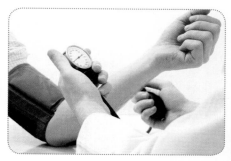

血压是心脏在泵血过程中血液对血管壁的侧压力，因而血压不仅可以反映心脏的泵血功能，也可以间接反映周围器官的灌注情况、血容量情况等，血压是重要生命体征的一种体现，因此血压成为每一个麻醉患者的常规监测内容。同时，不同的麻醉药都会对血压产生不同的影响，手术方式、术中出血多少、麻醉的深度是否合适等，这些都可以通过血压的监测反映出来。因此麻醉中需要 5 分钟测量一次血压，必要时还可以缩短测量时间。

什么是无创血压？什么是有创血压？它们的区别是什么

无创血压是通过血压计来测量血压。临床上常用的血压计有人工血压计和电子血压计两种，麻醉期间多采用电子血压计来测量，此法使用简便，省时省力，可随意调节测压时间，一般的多功能监护仪都带有这种监测功能。

有创血压是把动脉穿刺针置入动脉内通过压力连接管直接测量动脉血压。这种方法测得的结果较无创血压准确，而且可以连续显示每一瞬间动脉压力的变化状态。如果用压力传感器与压力连接管相连，还能测量收缩压、舒张压和平均动脉压。但是因为其是有创检测法，穿刺血管可能会发生动脉栓塞等并发症，故应严格掌握适应证。常用的穿刺动脉有桡动脉、足背动脉、股动脉和肘动脉。此法常用于出血多、手术时间长、血压易于急剧波动或危重患者的手术血压监测，如脑膜瘤手术、心脏手术、肝移植手术、嗜铬细胞瘤患者的手术等。

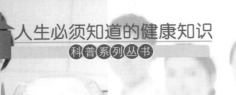
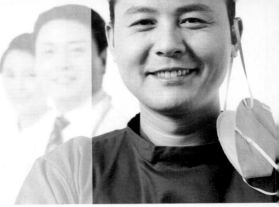

术前已经做过心电图了，为什么术中还要测心电图，有这个必要吗

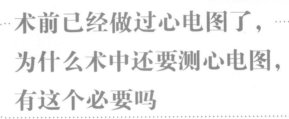

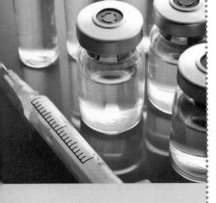

有这个必要。因为术中心电图监测的意义在于监测麻醉期间可能出现的各种心律失常和心肌缺血，以便麻醉医生能及时有效地采取处理措施，防止严重事件的发生。目前，心电图监测已列为所有麻醉患者手术时的常规监测项目，但心电图不能反映心排血功能和血流动力学改变，也不能替代其他监测手段。

血氧饱和度监测是怎么回事

血氧饱和度监测通过脉搏氧饱和度仪来实现。脉搏氧饱和度仪使用简便，灵敏度高，以波形和数字形式显示体内动脉血氧合情况的变化，同时还可以显示脉率，并可以设置报警范围，已成为手术麻醉中常规的监测项目。血氧饱和监测主要反映组织氧合功能和循环功能的改变，当肺通气功能障碍、组织缺氧、严重低血压、休克时，血氧饱和度值会下降。

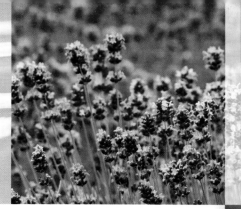

感受术中的奇幻之旅

麻醉医生为什么 要在我脖子上放根管子

　　脖子上的这根管子可能会给你造成或多或少的不适和不便。但是在做相对大的手术时，这根管子是必须要放的。这根管子叫颈内静脉置管，其建立的目的是监测中心静脉压。中心静脉压（CVP）是上、下腔静脉进入右心房处的压力，通过上、下腔静脉或右心房内置管测得，它反映的是右心房的压力。中心静脉压并不能直接反映患者的血容量，它所反映的是心脏对回心血量的泵出能力，并提示静脉回心血量是否充足。结合血压可以帮助判断是否血容量不足、心脏的收缩功能是否良好。

手术中也要测体温吗

　　体温监测也是非常重要的。在实施全身降温、体外循环心内直视手术、小儿和老年人麻醉以及危重患者的麻醉时都应进行体温监测。麻醉中常用的中心体温测量部位是鼻咽部、鼓膜、食管和直肠。前两者反映大脑温度，后两者反映内脏温度。

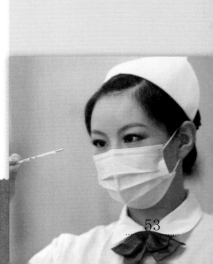

我的心脏病本来就很严重了, 这回又要做大手术, 麻醉医生有办法掌握手术中我心脏的情况吗

有办法掌握。有一种监测叫作肺毛细血管楔压监测, 是将特殊的尖端带气囊的导管经中心静脉置入右心房, 在气囊注气状态下, 导管随血流"漂浮"前进, 经右心室、肺动脉, 进入肺小动脉处, 此时测得的压力即为毛细血管楔压。把导管与特殊的仪器连接, 还可以测量右房压、右室压、肺动脉分压、肺舒张压、肺动脉平均压以及心输出量等。再配合心电图监测、动脉血压监测, 可以让麻醉医生对手术中您的心脏功能状态和变化有全面的了解。

麻醉的深浅度也是可以监测的吗

麻醉的深浅度是可以掌握的。理想的麻醉深度应该是保证患者术中无痛觉和无意识活动, 血流动力学稳定, 术后苏醒完善且无术中知晓。但由于麻醉深度的判断受到太多因素的影响, 因此, 直到如今尚无一种准确、有效的判断麻醉深度的方法, 临床上仍然根据患者术中的血压、心率、呼吸幅度和节律、眼睛体征、肌肉松弛程度等表现进行综合分析和判断。随着电子计算机技术的广泛应用, 麻醉深度的监测技术有了质的发展, 如脑双频指数监测(BIS)的应用最为广泛。BIS 把麻醉深度进行了量化处理, 其监测范围从 0 到 100。数值越小, 麻醉深度越深。监测 BIS 能较准确地监测麻醉诱导、手术切皮、手术进行中的麻醉深度, 同时也可以监测患者镇静水平和苏醒程度等。

什么是肌肉松弛监测

全身麻醉时如果使用了肌肉松弛剂, 有必要进行神经肌肉传递功能的监测。神经肌肉传递功能监测能了解手术期间骨骼肌的松弛程度, 以便确定是否需要追加肌松药和追加多少肌松药，手术结束后确定是否需要肌肉松弛剂拮抗药以及何时拔出气管导管等。

麻醉医生能监测我的呼吸功能吗

当然可以监测。呼吸功能监测的内容有呼吸频率、潮气量、每分通气量、气道压力及峰值压、呼吸比值、吸入氧浓度或分量、脉搏氧饱和度、呼气末二氧化碳分压和血气分析等。脉搏氧饱和度监测主要反映组织氧合功能和循环功能的改变，当肺通气功能障碍、组织缺氧、严重低血压、休克时，氧饱和度值会下降。呼气末二氧化碳分压监测可以反映机体代谢能力、循环功能、呼吸功能和通气系统功能的变化。

真有意思，手术中还要看我尿了多少尿

这在外人听来是觉得很有意思的事情。但在手术中，尿量多少的监测也是为了直接了解肾脏的灌注情况，并能间接反映内脏器官的灌注情况，常用于心血管手术、颅脑手术、危重患者和长时间手术患者的监测。如果术中成人尿量小于0.5毫升／（千克体重·时），小儿小于0.8毫升／（千克体重·时）即为少尿，应及时查找原因并进行有效的处理，以防出现肾功能不全。

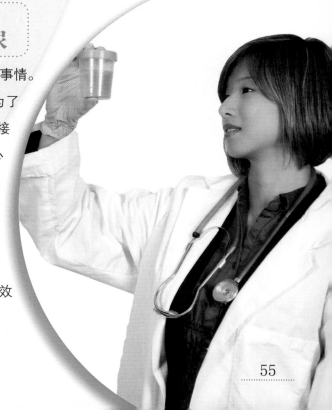

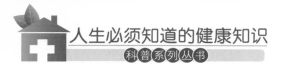

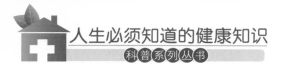

人生必须知道的健康知识
科普系列丛书

 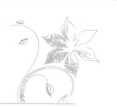

麻醉方式

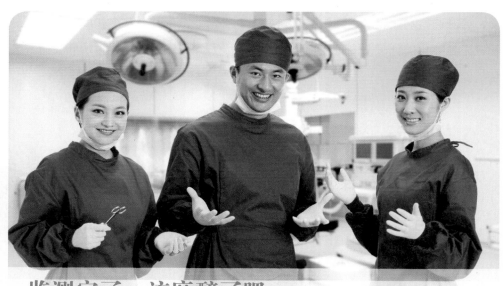

监测完了，该麻醉了吧

先简单介绍一下进入手术室后麻醉医生的工作流程。在您进入手术室以前，麻醉医生已经根据您的麻醉方式准备好了麻醉机、麻醉药物和麻醉物品。当您进入手术室后，麻醉医生和巡回护士会核对您的姓名、年龄、手术部位、手术部位准备情况等。接下来，护士完成静脉输液，麻醉医生进行基本监测（血压、心电图、脉搏氧饱和度等）。然后才能根据您的预定麻醉方式正式开始麻醉工作。

什么是表面麻醉？哪些手术可采用表面麻醉

将穿透性强的局麻药施用于黏膜表面，使其穿透黏膜作用于黏膜下神经末梢而产生的局部麻醉作用，称表面麻醉。表面麻醉适用于眼、耳、鼻、喉、气管、尿道等部位的浅表手术和内镜检查术。

局部浸润麻醉和表面麻醉有区别吗

有区别。局部浸润麻醉是将局麻药注射于手术组织内，分层阻滞组织中的神经末梢而产生麻醉作用。主要用于体表短小手术、有创性的检查和治疗术。表面麻醉时将穿透力强的局麻药施用于黏膜表面，使其穿透黏膜作用于黏膜下神经末梢而产生的局部麻醉作用。

脖子手术也能用神经阻滞麻醉吗

颈神经丛阻滞适用于颈部的手术，如甲状腺手术、颈椎手术、气管切开手术等。对难以维持上呼吸道畅通者应禁用颈神经丛阻滞麻醉。双侧颈深丛阻滞时，有可能阻滞双侧膈神经或喉返神经而引起呼吸抑制，因此禁用。

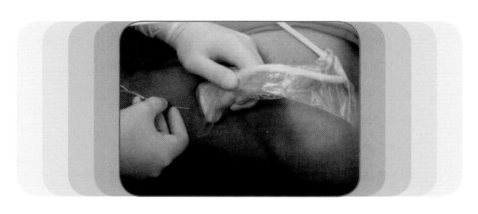

臂丛神经是由哪些神经根组成的

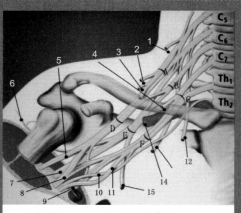

A 上干	5 肌皮神经
B 中干	6 腋神经
C 下干	7 桡神经
D 外侧束	8 正中神经
E 后束	9 尺神经
F 内侧束	10 臂内侧皮神经
	11 前臂内侧皮神经
1 肩胛背神经	12 胸长神经
2 肩胛上神经	13 肩胛下神经
3 锁骨下神经	14 腋动脉
4 胸神经	15 胸背神经

臂丛神经主要由颈5~8的前支及胸1前支的大部分。有时，颈4和胸2或胸3~4的前支纤维，也会分别并入颈5和胸1的前支，共同加入臂丛。这些前支出颈椎横突顶端的前、后结节间沟之后，就进入前、中斜角肌的间隙内；然后向下、向外走出间隙，经过颈后三角，跨越第1肋的外侧缘而进入腋窝，和腋动、静脉一起，包裹在一鞘膜中，它先在腋动脉的后面和外侧，至胸小肌后方，就转到腋动脉的内面、外侧和后面。然后，进入上肢，最终分支成桡神经、正中神经和尺神经。

哪些手术适用于臂丛神经阻滞麻醉

臂丛神经阻滞有不同的穿刺部位，因此，适应证也有所不同。

（1）肌间沟臂丛阻滞：上肢手术或骨折复位；上肢手术后止痛及其他疼痛治疗；锁骨骨折或肿瘤。

（2）锁骨上臂丛阻滞：适应证同肌间沟臂丛阻滞。

（3）腋路臂丛阻滞：上臂下1/3以下部位的手术；前臂手术后止痛及其他疼痛治疗。

臂丛神经阻滞可能产生哪些并发症

（1）肌间沟入路的并发症：星状神经节被阻滞，可出现 Horner 征，一般不做处理；喉返神经麻痹，患者出现音哑、憋气，做对症处理；膈神经可能被麻醉，双侧同时麻痹时，需吸氧、做辅助呼吸；少数患者误穿血管，可致血肿；或误刺神经，两者皆可引起臂丛神经损伤；有时，针尖误入硬膜外腔或局麻药沿神经根扩散而进入硬脊膜外引起硬脊膜外麻醉或全脊髓麻醉；穿刺误入血管除导致血肿外，还可能因误注大量局麻药而引起局麻药中毒。

（2）锁骨上入路并发症：星状神经节阻滞，可出现 Horner 征；喉返神经麻痹；膈神经可能被麻醉；气胸。

（3）腋路并发症：误入腋动脉或腋静脉导致血肿或者局麻药中毒反应。

常听人说麻醉医生在后背打一针 手术时就不疼了，是吗

简单理解可以说麻醉医生在后背打一针就不会疼了，但实际过程要复杂得多。比如麻醉医生先要根据您的手术部位和方式选择麻醉的具体方式和穿刺点；还要评估您是否适合这种麻醉方式；还要选择合适的麻醉药物；整个穿刺过程也需要小心、谨慎，否则就会导致严重后果。

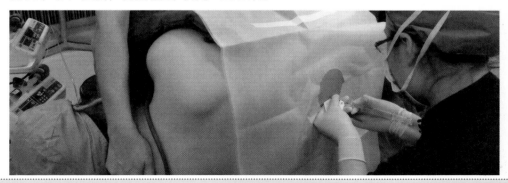

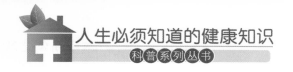

何为硬膜外麻醉？局部麻醉药在硬膜外间隙是怎样产生作用的

硬膜外麻醉（epidural anaesthesia）是将局麻药注入硬膜外腔，阻滞脊神经根，暂时使其支配区域产生麻痹。

（1）作用机制：局麻药可作用于脊神经根而达到神经阻滞作用。局麻药在硬膜外腔扩散的可能途径有：绒毛膜学说：蛛网膜绒毛构成根硬膜与根蛛网膜之间的微小通道，药物可沿此道进入根蛛网膜下腔，阻滞脊神经根。椎旁阻滞学说：药物在椎旁，或渗出椎间孔或透过神经鞘膜，作用于脊神经根。蛛网膜下腔阻滞：药物可沿垂直穿过硬脊膜的微动脉鞘而进入蛛网膜下腔，作用于脊神经根或脊髓表面。

（2）阻滞过程：药液在硬膜外腔的扩散较慢，麻醉起效为 5~7 分钟，12~20 分钟达到完善程度。神经阻滞程序与腰麻相同，但速度较慢。开始阻滞交感神经，后阻滞运动神经。顺序阻滞温觉、痛觉、触觉、肌肉运动、压力感觉，最后是本体感觉。对运动神经的阻滞不如腰麻完善，但可产生满意的肌肉松弛。

硬膜外间隙的解剖生理特点有哪些

位于椎骨内面骨膜与硬脊膜之间的空隙称为硬脊膜外腔。上闭合于枕骨大孔，与颅腔不相通，下终止于骶管裂孔，侧面一般终止于椎间孔。因此，药物不能直接进入颅内。

硬脊膜外腔容积约 100 毫升，骶腔占 25~30 毫升。硬膜外腔的后方较宽，胸部为 2~4 毫米，腰部为 5~6 毫米。腔中有脊神经通过，包围脊髓的软膜、蛛网膜和硬脊膜沿脊神经根向两侧延伸到椎间孔，分别形成根软膜、根蛛网膜和根硬膜。根蛛网膜细胞增生形成绒毛结构，并可突进或穿透根硬膜。 硬脊膜外腔的血管丰富，并形成血管丛。穿刺或置管时容易损伤引起硬膜外腔出血；注药时吸收迅速，或意外血管内注药而引起局麻药毒性反应。脂肪及结缔组织填充该腔，对局麻药的分布起限制作用，可达到截段麻醉作用，也有形成单侧麻醉的可能。

骶管位于骶骨内，是硬膜外腔的一部分，与腰部硬膜外腔相通，容积 25~30 毫升。自硬膜囊到骶管裂孔约 47 毫米。

怎样按手术部位选择硬膜外麻醉的穿刺点

选择不同的穿刺点对满足不同部位的手术要求非常重要。

穿刺点位于 C_5~C_6 或 C_6~C_7，可行颈部手术（如甲状腺、颈淋巴系等）。

穿刺点位于 C_7~T_1 可行上肢、双侧上肢手术，断肢再植术。

穿刺点位于 T_4~T_5 可行胸壁，乳房等手术。

穿刺点位于 T_8~T_9 可行上腹部、胃、胆道、脾、肝、胰腺等手术，

穿刺点位于 T_9~T_{10}（中腹部），可行小肠手术。

穿刺点位于 T_{10}~T_{11}（腰部），可行肾、肾上腺、输尿管上段手术。

穿刺点位于 T_{11}~T_{12}（下腹部），可行阑尾手术。

穿刺点位于 T_{12}~L_1，L_4~L_5 可行盆腔、子宫、直肠等手术。

穿刺点位于 L_1~L_2（腹股沟区），可行腹股沟疝、髋关节等手术。

穿刺点位于 L_2~L_3、L_3~L_4 可行大腿手术、小腿手术。

穿刺点位于 L_3~L_4 或骶管阻滞，可行肛门、会阴部手术。

为定各棘突的位置，可参考下列体表解剖标志：

颈部最大突起的棘突为第 7 颈椎棘突；

两侧肩胛冈联线为第 3 胸椎棘突；

肩胛角联线为第 7 胸椎棘突；

两侧髂嵴最高点联线为第 4 腰椎棘突或腰 3~4 棘突间隙。

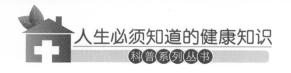

硬膜外麻醉的直入法和
旁正中法穿刺术应如何掌握

患者常取抱膝屈曲侧卧位，尽可能使腰背部向后弓出，以期穿刺部棘突间隙张开。

定位、局麻：穿刺时以左手拇指与食指固定穿刺间隙的皮肤，先做局部皮内和皮下局部浸润麻醉；穿刺：再在棘突间隙的中点进针，方向与背部皮肤垂直，经皮肤、皮下组织、棘上韧带、棘间韧带直达黄韧带，此时阻力明显增加，继续进针，穿破黄韧带，有阻力突然消失的落空感，此是直入法进针。在遇直入法穿刺有困难时可采用旁正中法，其穿刺点旁开背正中线 0.5 厘米，进针方向紧贴脊上脊间韧带，与皮肤成角 75 度~90 度，经皮肤、皮下组织、黄韧带进入椎管。旁正中法可避开坚韧的棘上韧带和脊椎棘突间隙对进针方向的影响。

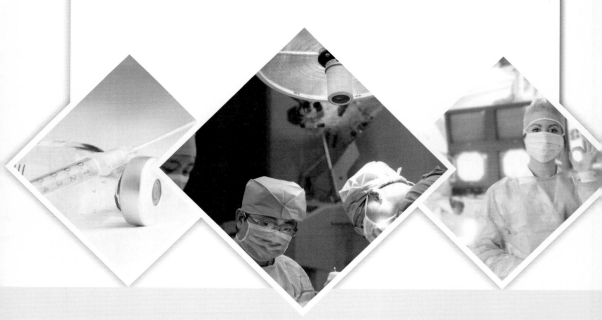

判断穿刺针进入硬膜外间隙的指征有哪些

穿过黄韧带时阻力突然消失，回抽无脑脊液。

（1）负压试验：用一带水柱的细玻璃管，接上穿刺针，穿过黄韧带进入硬膜外腔，玻璃管内的液体被硬膜外腔负压吸入。亦可用悬滴法试验。

（2）阻力试验：用一5毫升注射器，内装少量生理盐水或局麻药，并保留一小气泡，接上穿刺针。轻轻推动注射器芯，如有阻力，则气泡压缩变小，说明针尖未在硬膜外腔，如无任何阻力，气泡不被压缩，说明在硬膜外腔。同样于注射器内装数毫升空气，如针尖不在硬膜外腔时，则注气有明显阻力，在硬膜外腔则注气无阻力。注气后，立即取下注射器，有时能看到气泡由穿刺针尾涌出现象。

硬膜外麻醉常用的局麻药应如何配制

（1）利多卡因：常用 1%~2% 溶液，起效快，弥散力强，作用持续时间1小时左右，成年人一次最大用量为400毫克，加入1∶200000肾上腺素，一次用量可达500毫克，但久用后易出现快速耐药性。

（2）丁卡因：常用 0.25%~0.33% 溶液，10~15分钟起效，20~30分钟作用完全，时效2小时左右，一次最大用量为60毫克。

（3）布比卡因：常用 0.25%~0.75% 溶液，4~10分钟起效，15~30分钟作用完全，时效为3~4小时，肌肉松弛作用只有在使用 0.75% 溶液时才满意。

（4）罗哌卡因：常用 0.25%~0.75% 溶液，与布比卡因相比，罗哌卡因起效稍快，时效短，产生运动和感觉神经阻滞分离的程度大。

临床上为达到起效快、作用完善和延长时效，局麻药常复合应用，如丁卡因和利多卡因复合应用，复合液浓度为丁卡因 0.15%~0.2%、利多卡因 1%~1.33%。

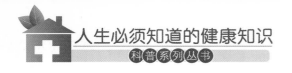

小儿硬膜外麻醉的局麻药应如何使用

　　低浓度局麻药，按体重给药。利多卡因：常用 0.7%~1.5% 溶液，按 8~10 毫克 / 千克体重的剂量给予；丁卡因：常用 0.1%~0.2% 溶液，按 1.2~1.5 毫克 / 千克体重的剂量给予；布比卡因：常用 0.1%~0.2% 溶液；按 1.5~2 毫克 / 千克体重的剂量给予；罗哌卡因：常用 0.25% 溶液，按 1 毫克 / 千克体重的剂量给予。

影响硬膜外麻醉药物扩散的因素有哪些

　　(1)穿刺间隙：麻醉平面的高低首先决定于穿刺间隙。麻醉平面的范围与穿刺间隙也有关，等量局麻药在胸段扩散范围最广，颈段次之，腰段最小。

　　(2)导管方向：对药液扩散影响不大，无论导管向头侧或是向尾侧插入，药液总是易向头侧扩散。

　　(3)局麻药容量：局麻药在硬膜外间隙的扩散随药液的容量增加而增大，追加注药可增加其沿纵轴的扩散范围。

　　(4)注药方式：等容量的局麻药快速一次注入与间隔一定时间分次缓慢注入，前者弥散广、阻滞平面高，但快速注入局麻药在硬膜外间隙内分布可能不均匀，易产生阻滞不全影响麻醉效果。分次重复给药扩散范围较一次注药局麻药扩散范围小 2~3 个节段，但局麻药在硬膜外间隙分布均匀，发生阻滞不全相对较少；老年、妊娠、糖尿病、动脉硬化、肥胖等患者注药后，麻醉范围较一般人广。

硬膜外间隙是怎样产生负压的？有什么临床意义

硬膜外腔负压的成因有多种假设和推测：穿刺针推开硬脊膜，硬膜外腔容积扩大所产生的一个假象；胸内压通过椎间孔传入硬膜外腔所致；硬膜外腔静脉丛容积变化所致；穿刺针压迫黄韧带，黄韧带弹性回缩所致；椎管生长与脊髓及髓鞘的生长不成比例，或脊柱弯曲时脊髓腔容积变化所致，等等。

临床应用负压试验判断穿刺针是否进入硬膜外腔：用一带水柱毛细玻璃管，接上穿刺针，穿过黄韧带进入硬膜外腔时除有落空感外，毛细管内液体被硬膜外腔负压吸入，此即硬膜外腔特有的负压现象，亦可用悬滴法试验。此负压现象在颈部及中胸部硬膜外穿刺时最易出现。

连续硬膜外麻醉插入导管过程应注意些什么

插管前应检查导管有无破损和堵塞，插管时应先测量皮肤至硬膜外间隙的距离，然后即行置管，导管进入硬膜外腔3~5厘米，然后边拔针边固定导管，直至将针退出皮肤，在拔针过程中不要随意改变针尖的斜口方向，以防斜口割断导管。置管后调整导管在硬膜外的长度，然后在导管尾端接上注射器，注入少许盐水，如无阻力，并回吸无血或脑脊液，即可固定导管。置管过程中如患者出现肢体异感或弹跳，提示导管已偏于一侧而刺激脊神经根，为避免脊神经损伤，应将穿刺针与导管一并拔出，重新置管。如需将导管退出重插时，须将导管与穿刺针一并拔出。如导管内有全血，经冲洗无效后，应考虑另换间隙穿刺。

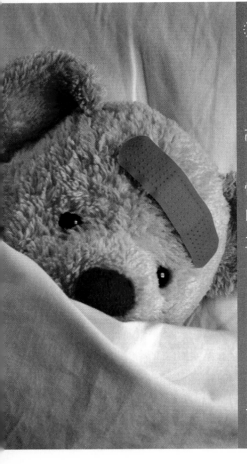

连续硬膜外麻醉的优缺点

优点:

(1)对硬脊膜无损伤,不引起麻醉后头痛反应。

(2)硬脊膜外腔不与颅腔相通,注药水平可高达颈椎,不会麻痹延髓生命中枢。

(3)可通过调节局麻药的浓度和容量根据病情和手术需要对不同的神经纤维进行分离阻滞,可以根据手术部位,选择不同的穿刺点,产生从下颌至足部任何神经的阻滞。

(4)置入导管,重复注药可以延长麻醉时间。

(5)可保留导管至术后数天进行术后镇痛。

(6)对循环影响小。

缺点:

(1)阻滞效果不如脊麻好,包括感觉、运动及自主神经纤维。

(2)肌肉松弛效果不如脊麻。

硬膜外麻醉的适应证和禁忌证有哪些

硬膜外阻滞范围相对较易控制,血流动力学改变相应较轻,且起效较慢,有利于机体代偿,因此,硬膜外阻滞的适应证为:从颈部、四肢、胸腹到会阴部都可应用硬膜外阻滞。但颈、上胸段硬膜外阻滞对循环、呼吸的影响较大,从麻醉安全性和麻醉管理上考虑,颈、上胸段硬膜外阻滞用于颈部、上肢、胸壁和乳房手术已逐渐减少。目前硬膜外阻滞较普遍应用于横膈以下腹部、盆腔、下肢和会阴部等的手术。正常情况下上、中胸段硬膜外阻滞不能阻滞迷走神经，为避免牵拉反应，常与全麻复合用于上腹部手术。硬膜外阻滞还可用于术后镇痛及慢性疼痛的诊断和治疗等。

禁忌证：患者不能合作；全身严重感染或穿刺部位感染；出凝血功能障碍性疾病或应用抗凝治疗；中枢神经系统疾病或有外周神经感觉和运动异常；脊柱严重畸形、脊椎外伤和慢性腰背痛；严重心脏病和呼吸功能不全；未得到治疗的休克。对高血压、心脏病、呼吸功能不全的患者及老年患者等应慎用，注意选择麻醉用药及药量，严格控制麻醉平面，并做好必要的抢救治疗准备。

硬膜外麻醉失败的原因有哪些

（1）患者本身因素：脊柱畸形，如驼背、侧弯、椎骨增生、韧带钙化，过度肥胖或硬膜外腔粘连者，容易导致硬膜外腔穿刺困难，这也取决于麻醉者的技术、经验及判断。

（2）置管原因导致麻醉失败：自椎间孔穿出或导入脊神经孔、导管扭曲打结、误入血管、被血凝块堵住不能注入麻醉药，导管太软或硬膜外腔粘连者致使导管不能进入硬膜外腔，导管插入太短或固定不牢，在拔针、改变体位或躯体扭动时将导管带出。

（3）用药不合理：局麻药种类、浓度、容量选择不恰当，也是麻醉效果欠佳、阻滞不全的主要原因之一。

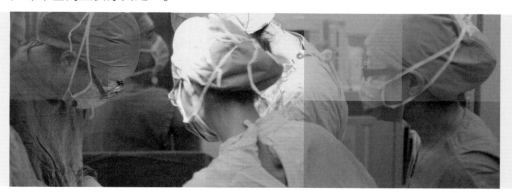

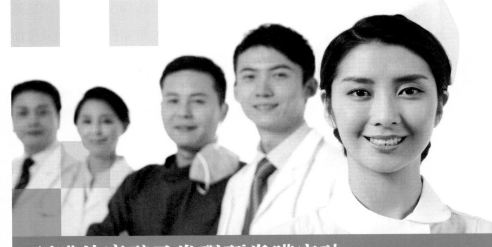

硬膜外麻醉已发现硬脊膜穿破 并有脑脊液回流时应该怎么办

一旦发现硬脊膜被穿破，应迅速将针退到硬膜外腔，减少脑脊液流失，以免术后颅内压降低诱发头痛。确定针尖在硬膜外腔后均上置导管 5 厘米，注射局麻药时，可减少刺破孔周围的压力，能避免局麻药漏入蛛网膜下腔。为避免局麻药漏入蛛网膜下腔造成全脊麻的措施为：缓慢地注药，以 1 毫升 /6 秒的速度缓慢注入，此时硬膜外腔的液压低于平卧后脑脊液自身的液压（100 毫米汞柱），局麻药漏入蛛网膜下隙的机会很少，即使有漏入，量也极小。严格掌握试验剂量，常用 2% 利多卡因 3~5 毫升，即使全注入蛛网膜下隙，也仅为蛛网膜下腔 1 次脊麻的常用剂量。分次给药法，并严格掌握每次追加药的间隙时间及剂量，可防止阻滞范围过广。避免用混合液，单用利多卡因或罗哌卡因，便于观察病情。切记此类患者属于穿破硬脊膜后行硬膜外阻滞麻醉者，随时可能发生全脊麻，必须仔细观察，准备好急救用具和药品，及时进行抢救。因此，一旦穿破硬膜，最好改用其他麻醉方法，如全麻或神经阻滞。穿刺点在腰 2 以下，手术区域在下腹部、下肢或肛门会阴区者，可谨慎地施行脊麻。

硬膜外麻醉并发全脊麻的机理是什么？有哪些表现？应如何防治

（1）全脊髓麻醉：硬膜外阻滞时，穿刺针或硬膜外导管误入蛛网膜下腔而未能及时发现，超过脊麻数倍量的局麻药注入蛛网膜下腔，可产生异常广泛的阻滞称为全脊麻。全脊麻的症状及体征多在注药后数分钟内出现，若处理不及时可能发生心搏骤停。

（2）全脊麻的主要特征：注药后迅速发展的广泛的感觉和运动神经阻滞。由于交感神经被阻滞，低血压是最常见的表现。如果颈3、颈4和颈5受累，可能出现膈肌麻痹，加上肋间肌也麻痹，可能导致呼吸衰竭甚至呼吸停止。随着低血压及缺氧，患者可能很快意识不清、昏迷。如用药量过大，症状典型，诊断不难，但须与引起低血压和昏迷的其他原因进行鉴别，如迷走－迷走昏厥。当用药量较少时（如产科镇痛），可能仅出现异常高平面的麻醉，这往往就是误入蛛网膜下腔的表现。

（3）预防穿破硬膜：硬膜外阻滞是一种盲探性穿刺，因此要求熟悉有关椎管解剖，操作应轻巧从容，用具应仔细挑选，弃掉不合用的穿刺针及过硬的导管。试验剂量的应用：强调注入全量局麻药前先注入试验剂量，观察5~10分钟有无脊麻表现，改变体位后若需再次注药也应再次注入试验剂量。

（4）全脊麻的处理原则：维持患者循环及呼吸功能。患者神志消失，应行气管插管人工通气，加速输液以及滴注血管收缩药升高血压。若能维持循环功能稳定，30分钟后患者可清醒。全脊麻持续时间与使用的局麻药有关，利多卡因可持续1~1.5小时，而布比卡因可持续1.5~3.0小时。

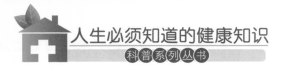
骶管阻滞麻醉也是硬膜外麻醉吗

骶管阻滞是经骶裂孔穿刺，注局麻药于骶管腔以阻滞骶脊神经，它是硬膜外阻滞的一种方法，适用于直肠、肛门及会阴部手术，也用于婴幼儿及学龄前儿童腹部手术。

骶管麻醉应如何操作

骶管穿刺法：为经骶裂孔而达骶部硬膜外腔的穿刺法。第五骶椎没有棘突，且左右椎板未在中线合拢，其间的裂孔即为骶裂孔，两旁各有一豆大的骶角，用手指由尾骨尖沿背正中线向上约3厘米摸到的凹陷即是。穿刺采用俯卧位或侧卧位，在骶裂孔中心，以20~22号针穿刺，与皮肤垂直向下直刺，当碰到骨质时，将针稍向上提起，把针头的斜面转向腹面，将穿刺针放斜与皮肤水平面成15度~30度角，渐渐向骶管腔推进4~6厘米即可到达骶管腔内。回抽无血和脑脊液，即可注药。如遇到阻力，则改变穿刺角度。

小儿骶管麻醉应如何用药

小儿骶管腔容积很小，仅1~5毫升，从骶管腔给药，麻醉药常用剂量可向胸部硬膜外腔扩散，故新生儿及婴儿经骶管阻滞可行上腹部手术。

麻醉用药：0.25%的罗哌卡因（1%的罗哌卡因5毫升稀释到20毫升的针管，也可以加5毫升2%的利多卡因稀释到20毫升的针管），按1毫升/千克体重的剂量给予，新生儿或低体重新生儿按0.75毫升/千克体重的剂量给予；0.7%~1.5%利多卡因，按8~10毫升/千克体重的剂量给予。布比卡因、丁卡因毒性大，不建议使用。

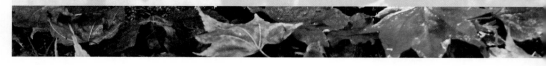

"腰麻"与硬膜外麻醉有区别吗

有区别。虽然它们统称为椎管内麻醉，但椎管内含有与脊柱麻醉相关的蛛网膜下间隙和与硬脊膜外麻醉相关联的硬脊膜外间隙，因此便将两种麻醉方法归类于椎管内麻醉。国外麻醉学专著仍分别称为脊椎麻醉和硬膜外麻醉。将局麻药注入蛛网膜下间隙，使脊神经前后根阻滞的麻醉方法称为蛛网膜下间隙阻滞，简称脊麻；将局麻药注入硬膜外间隙，使脊神经根阻滞的麻醉方法，称为硬膜外间隙阻滞，简称硬膜外阻滞或硬膜外麻醉。而且，两种麻醉方法使用的麻醉穿刺针的型号以及麻醉药用量也是不相同的。

"腰麻"时患者该如何配合

蛛网膜下腔阻滞麻醉（简称腰麻）常需要患者采取侧卧位，患者应两手抱膝，脊椎尽量弯曲，使腰椎棘突间隙加宽，以便于麻醉医生的操作。

"腰麻"可能产生哪些并发症

腰麻可能产生的并发症包括尿潴留、神经损害、感染等，但都很少见；最常见的是硬脊膜穿刺后头痛（麻醉后平卧6小时可预防）。

"腰麻"都有哪些禁忌证

如患者拒绝此操作，或皮肤穿刺部位的局部感染、全身性败血症、凝血功能异常、严重脊柱畸形、脑及脊髓有炎性病变甚至重症头痛、腹内压显著增大如腹部巨大肿瘤、严重腹水等不适合采用腰麻。

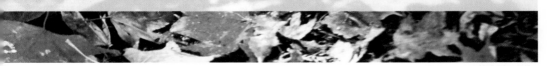

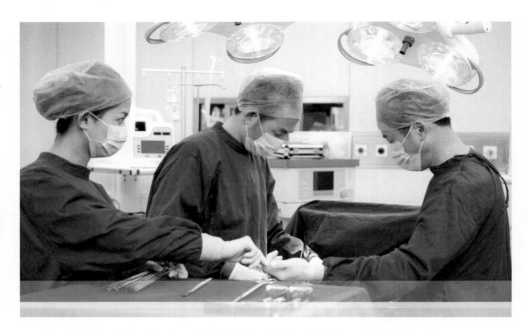

为什么我手术时睡着了什么都不知道，而别人在手术时是清醒的，术中的情况都是知道的呢

　　这也是个普遍常见的问题。因为不同的手术会选择不同的麻醉方法。这是需要考虑患者本身的生理状态所决定的。这里所说的正是全身麻醉法和椎管内麻醉法，这两者最大的区别就是一个是睡着的，一个是清醒着的。全麻的方法首先通过静脉给药让患者从清醒状态转变为麻醉状态。其次，在手术中要不断应用麻醉药物以维持一定的麻醉深度并密切关注手术过程中患者的生命体征变化，以确保患者术中的生命安全。最后，当手术结束时，麻醉药物将被停止使用，患者进入恢复期，此时患者的意识将逐渐恢复。这时患者的生命体征仍被持续监护，当患者的呼吸功能恢复较好时拔除气管导管。当患者意识完全恢复后，将其送回病房。当然，在这整个手术过程中，患者是全然不知的，就像睡了一觉一样。

什么是基础麻醉

　　手术患者进入手术室前，使之处于熟睡或浅麻醉状态的方法称为基础麻醉。基础麻醉常用方法：氯胺酮肌注（常用于小儿麻醉）；硫喷妥钠肌注（现在已不常用）；羟丁酸钠静脉注射（现在已少用）；咪达唑仑口服；地西泮肌注。近些年，基础麻醉的概念和方法的使用日渐减少。

全身麻醉一定要气管插管吗

　　全身麻醉不一定要气管插管。除气管插管全麻以外，还有一种全麻方式叫静脉全麻。静脉全麻是通过将全麻药物注入静脉，通过血液循环作用于中枢神经系统而产生全身麻醉的方法。

静脉麻醉有什么好处

　　首先，静脉麻醉起效快，多数静脉全麻药经过一次臂脑循环时间即可发挥麻醉效应。采用不同静脉麻醉药物的相互配伍，有利于获得良好的麻醉效果。静脉麻醉的麻醉深度与给药剂量有良好的相关性，给予适当剂量的麻醉药物可很快达到外科操作所要求的麻醉深度。

　　（2）患者依从性好。静脉全麻不刺激呼吸道，虽然部分静脉麻醉药静脉注射时会引起一定程度的不适感，但大多数持续时间短暂且程度轻微。

　　（3）麻醉实施相对简单，对药物输注设备的要求不高。

　　（4）药物种类齐全，可以根据不同的病情和患者的身体状况选择合适的药物搭配。

　　（5）无手术污染和爆炸的潜在危险，有利于保证工作人员和患者的生命安全。

　　（6）麻醉效应可以逆转。部分临床上常用的静脉全麻药有特异性拮抗剂，如氟马西尼和纳洛酮可以分别拮抗苯二氮䓬类和阿片类药物的全部效应。

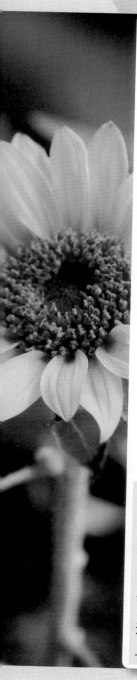

静脉全身麻醉有几种

静脉全身麻醉有不同的分类方法。

（1）根据所用药物分类：以麻醉过程中所用药物的主要成分命名，如巴比妥类静脉麻醉、非巴比妥类静脉麻醉。并可进一步细分为硫喷妥钠静脉全麻、氯胺酮静脉全麻等。

（2）根据临床应用分类：分为静脉诱导麻醉和静脉维持麻醉。前者指静脉注射麻醉药物使患者由清醒进入麻醉状态，可以实施气管插管或外科手术；后者指在手术过程中，经静脉给予全麻药物使患者维持于适当的麻醉深度。

（3）根据用药的方法分类：单次给药法、分次给药法、连续给药法。

此外，静脉全身麻醉还可以通过与其他麻醉技术或方法组合，形成灵活多变的各种麻醉方法。

做无痛胃镜时给点"小牛奶"也是静脉麻醉吗

是的。"小牛奶"学名丙泊酚。其优点是可控性和清醒彻底，因此，广泛用于无痛人流、无痛胃肠镜检查、脓肿切开引流、骨折闭合复位和介入检查等。因为苏醒快而彻底，进行胃镜检查的患者虽然接受静脉麻醉却无须住院，检查结束后观察 1~2 小时即可离开。"小牛奶"的高安全性和速效使其广受欢迎。同时，它还可与强效镇痛药芬太尼、阿芬太尼、氯胺酮等联合用于时间稍长的手术。

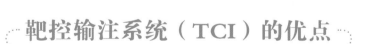

丙泊酚静脉麻醉有什么优点？可用于哪些手术

　　丙泊酚以其良好的可控性和清醒彻底的优点，广泛应用于无痛人流、无痛胃肠镜检查、脓肿切开引流、骨折闭合复位和介入检查等。还可与强效镇痛药芬太尼、阿芬太尼、氯胺酮等联合用于时间稍长的手术。

什么是靶控输注系统

　　是指给药的速率由"靶"来控制，这里的"靶"就是血浆药物浓度或效应室药物浓度。它能迅速达到和维持预期的麻醉深度，比较准确地预测某一时刻的血浆或效应室药物浓度，增加麻醉的可控性。应用靶控输注系统，麻醉医生可以像转动挥发器一样方便地控制静脉麻醉深度。

感受术中的奇幻之旅

靶控输注系统（TCI）的优点

　　使用方便，易于达到临床麻醉指标。显示计算的血药浓度可预测患者的清醒时间。能很好地控制麻醉深度，麻醉过程平稳，减少循环的波动。易于测定麻醉浓度，通过 TCI 系统使血中浓度呈比例变化。提供了一种研究静脉麻醉药药代动力学的良好模型。

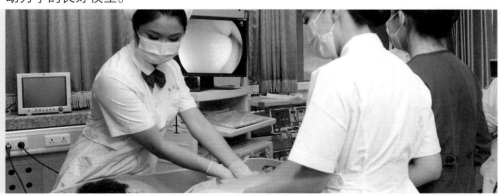

无痛胃肠镜检查

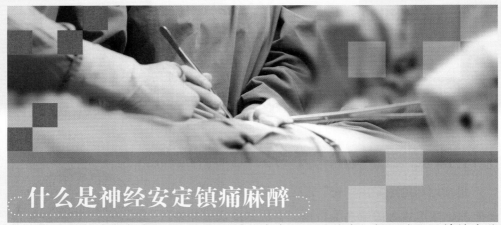

什么是神经安定镇痛麻醉

神经安定镇痛麻醉（NLA）是以神经安定药丁酰苯类如氟哌啶和强效镇痛药如芬太尼为主的一种静脉复合麻醉方法。其特点：在神志不完全消失的情况下，反射活动轻度抑制，内环境稳定，且有相当的镇痛作用，称为神经安定镇痛术；再加少量全麻药和肌松药，使患者神志消失、肌肉松弛，即可施行外科手术，称为神经安定镇痛麻醉。神经安定镇痛麻醉能在较浅的麻醉下，获得满意的镇痛，心血管功能维持良好，对肝肾功能影响轻微，意识及反射活动抑制较轻，术后苏醒较快。

氯胺酮"万岁"的年代过去了

在对越自卫反击作战中，氯胺酮曾被广泛应用于野战条件下的短小手术的麻醉，因此，有人喊出"氯胺酮万岁"，该药是优缺点都很明显的静脉麻醉药。它的主要优点包括：唯一具有镇痛、镇静作用的静脉麻醉药、可肌肉注射或者静脉注射、对呼吸影响轻微，因此特别适合于小儿及短小的麻醉。它的缺点主要有：使用后分泌物增多、情绪紊乱（可能导致苏醒时烦躁和躁动、术后出现幻觉和噩梦等）、复视和眼球震颤等。近些年，随着短效和超短效的静脉麻醉药和麻醉性镇痛药的出现，氯胺酮的应用逐渐减少。

为什么有些患者手术时
麻醉医生要在患者气管内插管

　　并不是所有的手术都需要气管内插管的，但是有些手术是必须要全麻后在气管内插管，因为气管内插管能有效地保持呼吸道通畅，便于清除气管和支气管的分泌物；对呼吸功能不全或喉反射不健全的患者，可有效实行辅助呼吸或控制呼吸，避免胃膨胀等并发症；对胸腔内手术患者或需要呼吸治疗患者可按需施行各类正压通气；允许手术者将患者安置在任何体位而患者不致产生过分的通气障碍。

气管内插管麻醉在手术中起到什么作用

　　全麻后气管插管是常见的麻醉方式，在一些比较大的手术中全麻后气管插管是必要的，气管内插管后使呼吸道通畅，不受声门关闭、舌根后坠及特殊体位（如俯卧位、屈颈）等影响。易于管理呼吸，便于做有效辅助呼吸或控制呼吸。可以吸引气管内分泌物及痰液，也能防止外物误入气管。减少呼吸死腔，这对小儿尤为重要。通过插管，容易做吸入麻醉，形成有效的气管内麻醉。

哪些人不宜做气管内插管呢

　　并不是所有人都适宜做气管内插管。气管内插管也是有它的适应证和禁忌证的。

　　（1）气管内插管绝对适应于：全麻的颅内手术；胸腔和心血管手术；俯卧或坐卧等特殊体位的全麻手术；湿肺全麻手术；呼吸难以保持通畅的患者；腹内压增高频繁呕吐或饱胃的患者；某些特殊的麻醉，如降温术、降压术等；需用肌松药的全麻手术。

　　（2）相对适应于：取决于麻醉医师个人技术经验和设备条件，一般均为简

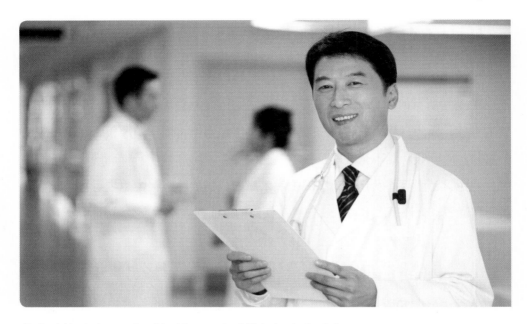

化麻醉管理选用，如时间长于2小时的任何全麻手术。

（3）绝对禁忌于：喉水肿、急性喉炎、喉头黏膜下血肿，插管创伤可能引起严重出血等。

（4）相对禁忌于：呼吸道不全梗阻、血性血液病（易导致喉头、声门或黏膜下出血继发呼吸道梗阻）、主动脉瘤压迫气管者（插管时可能导致破裂），鼻道不通畅、鼻咽部纤维血管瘤、鼻息肉或有反复鼻出血史者禁忌经鼻气管内插管，麻醉者对插管基本知识未掌握、插管技术不熟练或插管设备不完善者也应列为相对禁忌。

气管导管的粗细如何选择

气管导管型号的选择根据患者自身情况和性别有所不同，导管内径要和气道相一致。

成年：男性：7.5~8.0号；女性：7.0~7.5号（较适合亚洲人群）；小儿型号的选择需要公式计算。

气管导管是怎样放到气管里的

气管内插管是需要专业医务人员来操作的。首先需要有喉镜。喉镜又分为弯形喉镜和直形喉镜。

（1）弯形喉镜：弯形喉镜着力点在喉镜片的顶端，并用"上提"喉镜的力量来达到显露声门的目的。操作简单，暴露清楚，目前使用弯形喉镜较多。

（2）直形喉镜：直形喉镜着力点在看到会厌边缘后应继续稍推进喉镜，使其顶端越过会厌的喉侧面，然后上提喉镜以挑起会厌的方式显露声门。目前小儿多用。而喉镜片的选择是根据不同的性别和不同的年龄选择不同的喉镜片。

操作方法具体如下：面罩通气，在给予麻醉药的同时，用面罩给予患者进行纯氧通气 2~3 分钟，供氧排氮，即"预充氧"；经口插管的头位，三轴一线。

喉镜置入：显露悬雍垂，再循咽部自然弧度慢推镜片，使其顶端抵达舌根，即可见到会厌。

暴露声门：打开喉镜，操作者用右手拇指、食指拨开患者上下齿及口唇，左手紧握喉镜柄，把镜片送入患者口腔的右侧向左推开舌体，以避免舌体阻挡视线。然后，缓慢地把镜片沿中线向前推进，暴露患者的口、悬雍垂、咽和会厌，镜片可在会厌和舌根之间，挑起会厌暴露声门。导管插入气管：右手持气管导管沿口腔的右侧进入，将导管的前端对准声门后，轻旋导管进入气管内直至套囊完全进入声门。

气管插管困难时还可以用以下方法：引导管芯鱼钩状、S 形，当遇到阻力时左右边转动导管；压迫环状软骨，向下向头侧推移，使喉部向右移动小于 2 厘米（如会厌卷曲、宽大）；改变头部位置，三轴一线长喉镜片尽量上提，紧贴近会厌下方进管，感觉气流；从左侧置入喉镜，将舌体和舌根推向右侧，以左上磨牙作支点；判断是否正确进入气管内：直视下导管进入声门，出现呛咳。压胸部时，导管口有气流。人工通气时，可见双侧胸廓对称起伏，听诊双肺可听到清晰的肺泡

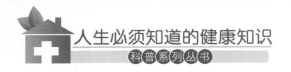

呼吸音。吸气时管壁清亮，呼气时"白雾"样变化。可见呼吸囊随呼吸而张缩。如有条件还可以监测呼气末二氧化碳分压（$ETCO_2$）。

经鼻气管插管是怎么回事

如果有特殊情况或者不适合经口气管内插管者，应选择经鼻腔插入气管导管。适用于某些场合，如颈椎不稳定、下颌骨折、颈部异常、颞颌关节病变、口咽感染、拟行口腔或颌面手术患者。

操作方法：可盲探插管，也可在喉镜或纤维支气管镜明视下插管，基本上与明视经口插管方法相同。插管前先滴液状石蜡入鼻腔，导管前端外涂以润滑剂，清醒插管者还需表面麻醉（如1%丁卡因喷雾鼻腔）及环甲膜穿刺注药。将导管与面部做垂直方向插入鼻孔，沿鼻底部出鼻后孔至咽腔。操作者可一面倾听通过导管的气流，一面用左手调整头颈方向角度，当感到气流最强烈时，迅速在吸气相时插入导管，通过声门时患者出现强烈的咳嗽反射，不要施加强力，如果推进导管时气流中断，则未在气管内，应稍稍退出重试。经鼻明视气管插管法同盲探插管法，如有困难，可用插管钳夹持导管前端在喉镜显露下送入声门。

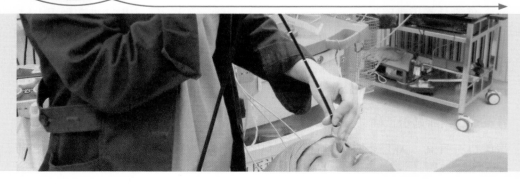

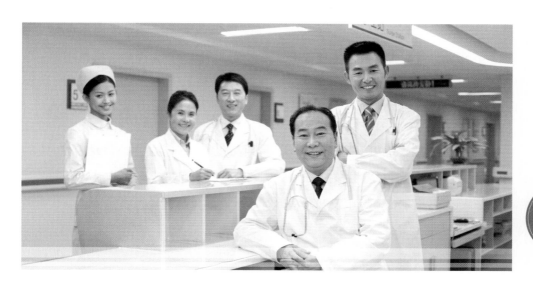

为什么有些患者要在清醒的情况下行气管插管

有些患者是不适宜静脉快速诱导行气管内插管的，如估计在全麻诱导期有误吸胃内容物危险的，气道不全梗阻，口咽腔炎症水肿麻醉诱导困难的，下颌骨或面颊外伤、张口障碍、颞颌关节强直、上呼吸道畸形，颈项粗短头后仰困难者，老年、虚弱、休克等不能接受深麻醉的患者。

禁忌证：小儿、神智不清不能合作的患者、丁卡因过敏的患者、频发哮喘的患者。

操作方法：强化用药：如哌替啶（杜冷丁）50 毫克或芬太尼 0.1 毫克。表面麻醉：包括咽喉部的局部喷雾及环甲膜穿刺注药。咽喉气管黏膜表面麻醉完成后 1~2 分钟即可按经口明视气管内插管法行清醒气管内插管。

气管内插管失败的原因有哪些

原因：患者气道先天性解剖异常。患者气道后天性病理异常。麻醉者操作不恰当或错误。

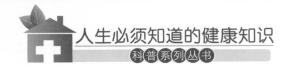

处理：经鼻腔盲探插管；经口腔不能显露喉头致插管困难的应用可调试后镜片；借助纤维喉镜或纤维支气管镜插管；经环甲膜穿刺置引导线插管法。

什么样的患者需要用到双腔支气管内导管呢

双腔气管插管适用于胸科手术；适用于肺脓肿、支气管扩张、痰量较多时（24小时15毫升以上）、肺结核痰阳性及支气管胸膜瘘患者；应用胸腔镜行胸腔手术者；相对适用于食道手术及肺癌根治等手术需要单肺通气时。

气管内插管有风险吗

不管是什么样的操作都是有一定的风险的，气管内插管也不例外。会存在以下风险：

（1）损伤：如牙齿松动或脱落、黏膜出血等。

（2）神经反射：如呛咳喉痉挛、支气管痉挛、血压升高、心律失常，甚至心搏骤停。

（3）炎症：如插管引起喉炎、喉水肿、声带麻痹、呼吸道炎症。

什么情况下才能拔出气管内导管？如何操作

拔管指征：拔管前必须先吸尽残留于口、鼻、咽喉和气管内的分泌物。各种麻醉药物的残余作用被满意消除。患者意识清醒。咳嗽、吞咽反射活跃，自主呼吸气体交换量恢复正常。

拔管操作：吸尽气道及口腔的分泌物，拔出导管前先将套囊的气抽尽，并再次吸氧以利于肺充氧。传统的拔管操作是将吸引管留置在气管导管的前端之外，然后一边吸引一边缓慢拔管。现在认为可直接拔管，能减少声带损伤、出血等并发症，拔管后继续面罩吸氧，必要时再次吸引口、鼻、咽腔的分泌物。

什么是喉罩

喉罩是一种特殊的通气管，在其前端衔接一个用硅橡胶制成的扁长凹形套囊，其大小恰好能盖住喉头，故有"喉罩"通气管之称。它对患者刺激甚微且是安全有效的气道通气器械，能快速、方便地为患者建立一个呼吸通道。凭借其在处理普通和困难气道时的优异表现，现已成为和气管插管及面罩并列的几种常用呼吸道通气处理装置。喉罩又分为免充气型和充气型两种。

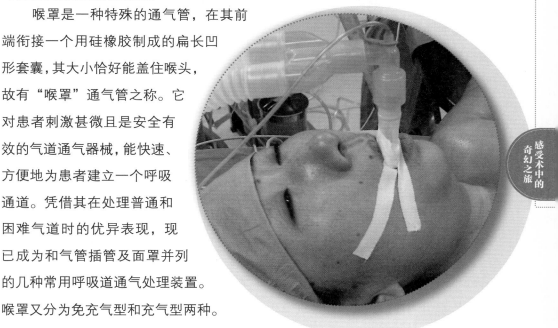

使用喉罩有什么优、缺点

优点：是困难气道中很重要的一个处理手段，尤其对面罩通气困难的患者是首选的紧急而有效的通气方法，往往能迅速缓解缺氧状态。喉罩是美国麻醉医师协会推荐的困难气道处理指南中的一个重要环节。喉罩是在盲探下插入，不需要使用喉镜显露声门，使用方便，优点较多。如果喉罩通气成功，可以直接在喉罩通气下进行短时间手术，也可以在喉罩引导下进行气管插管。另外，喉罩还可以在侧卧位或俯卧位难以进行气管插管时建立紧急通气道；喉罩不需要插入气管内，它是根据人体喉头结构专门设计的，避免了对气管刺激所造成的一系列并发症，如常规气管插管和拔管的时候血压、心率剧烈波动，喉头水肿，术后声嘶等。

缺点：由于喉罩没有插入气管，其套囊的密封不如气管内导管的可靠性强，因而有误吸的可能。另外，喉罩在通气时不耐气道高压，在肺顺应性降低或气道阻力增高的患者，由于平台压的增高引起漏气，会造成通气不足，致胃胀气。喉罩不适合急诊内有意识的患者，因为在麻醉深度不够的情况下，喉罩可能会导致喉痉挛，并对声门上部或下咽部造成损伤。重度肥大的扁桃体以及明显的喉或气管偏移的患者都不宜选用。

全麻后我怎么呼吸

我们正常人通过呼吸肌收缩舒张带动胸廓的运动吸入氧气、呼出二氧化碳，完成气体交换。成年人的呼吸频率一般为 10~14 次 / 分，小儿的呼吸次数要更多一些。全麻时，为了便于呼吸管理，为手术提供满意条件，常常需要使用肌肉松弛剂（肌松药），这时患者的自主呼吸就没有了，必须使用替代设备维持呼吸和通气以保证患者安全，这就是机械通气。现在，多功能麻醉机和专门的呼吸机都可以提供不同方式的机械通气模式。

什么是机械通气

机械通气是应用呼吸机进行人工呼吸的一种方法，其目的是改善患者的氧合和通气，纠正低氧血症和高碳酸血症，同时可减轻患者的呼吸做功和氧耗。通俗地讲，就是用一套设备部分替代患者的呼吸功能以保证患者的供氧。

如何实施机械通气

（1）无创正压通气（借助于接口器、口鼻面罩、鼻罩等，不需建立人工气道，将患者与呼吸机连接、进行机械通气，从而达到治疗的目的）。

（2）通过气管插管或气管切开建立通畅呼吸道，实施机械通气。

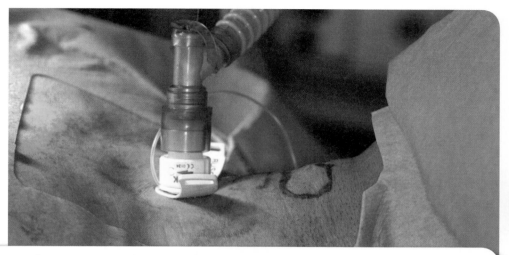

常用的机械通气模式有哪些

(1)机械控制通气(CMV)：CMV 是机械通气中最基本和最常用的支持呼吸的方式。其优点是呼吸机结构简单，易于操作，主要用于无自主呼吸或自主呼吸非常微弱以及全身麻醉手术期间。用于容量过多的心衰患者呼吸支持时，可减少静脉回心血量。缺点是当患者有自主呼吸时，可发生人机对抗，影响通气，不利于自主呼吸的锻炼。

(2)辅助通气(A/C)：依靠患者的吸气努力触发呼吸机吸气活瓣实现通气，当存在自主呼吸时，根据气道内压力降低(压力触发)或气流(流速触发)触发呼吸机送气，按预设的潮气量(定容)或吸气压力(定压)输送气体，呼吸功由患者和呼吸机共同完成。适用于呼吸中枢驱动正常的患者，通气时可减少或避免应用镇静剂，保留自主呼吸以减轻呼吸肌萎缩，改善机械通气对血流动力学的不利影响，利于撤机过程。

(3)呼气末正压和持续气道正压通气：呼气末正压通气(PEEP)是指患者没有自主呼吸时，呼气终末气道内的压力高于大气压，持续气道正压通气(CPAP)是在自主呼吸的基础上由呼吸机在吸气期和呼气期气道内输送恒定正压，使整个

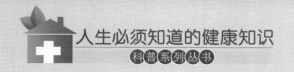

呼吸周期气道内压均高于大气压。

（4）指令通气：分为以下几种：①间歇指令通气（IMV）是指患者在自主呼吸的基础上，给患者有规律和间歇地触发指令的潮气量。②同步间歇指令通气（SIMV）是指自主呼吸的呼吸频率和潮气量由患者控制，间隙指令的通气与自主呼吸同步，实际上是自主呼吸与控制呼吸的有机结合，使患者容易从机械通气过渡到自主呼吸。目前已成为撤离呼吸机前的必用手段。③分钟指令通气（MMV）是较高级的呼吸机才设有的一种通气方式，要求呼吸机带有微电脑，有分析功能，而且对患者自主通气量的预测要准确，否则将不能保证 MMV 量的供给。

（5）反比通气：是一种延长吸气时间，吸气与呼气时间比值 > 1:1 的通气方式。

（6）压力支持通气（PSV）：是患者自主呼吸的吸气力可触发呼吸机送气，并使气道压迅速上升到预置的压力值，并维持气道压在这一水平，当自主吸气流速降到最高吸气流速的 25% 时，送气停止，患者开始呼气。主要呼吸参数有患者自己控制。潮气量的多少取决于预置的压力水平和自主吸气的强度。

（7）压力调节容量控制通气（PRVC）：是一种呼吸机所特有的新型通气方式。是结合了容量控制通气和压力控制通气优点，避免了一些缺点的一种智能化的新型通气模式，呼吸机始终能以最低的气道压力来完成预置的潮气量，气压伤的危险性明显减少。同时还具有对心血管系统影响小、患者自觉舒适、镇静及肌松药的使用量减少至最小程度、在 ICU 停留时间缩短等优点。可适用于所有无自主呼吸能力的患者。

（8）容量支持通气（VSV）：也是一种新型的呼吸机所特有的呼吸模式。用于自主呼吸的辅助通气，尤其是用于撤离呼吸机前的患者。

（9）双相气道正压通气（BIPAP）：是指两个不同气道压力水平上存在有自主呼吸的压力控制模式。BIPAP 通气提供了从完全机械通气到单纯自主呼吸的广泛范围，涵盖了从气管插管到脱机整个治疗过程，被称为"万能通气模式"。临床上用途较广，可根据不同的要求灵活调节出多种通气方式，同时解决了使用呼吸机时常见的人机对抗的难题，减少了镇静剂的使用，大大缩短了脱机时间，因此，BIPAP 通气是一种较新的、有开发前景的通气方式。

（10）高频通气（HFV）：是指通气频率超过正常呼吸频率数倍的机械通气。其优点除能提供足够的肺气体交换外，还具有对循环系统功能影响小、气道压力较低不易产生肺气压伤、患者易于接受、不与自主呼吸对抗、能减少镇静药和肌松药的用量、产生类似 PEEP 的作用等。HFV 目前有三种通气类型：高频正压通气、高频喷射通气、高频振荡通气。

机械通气也有并发症吗

（1）气管插管相关并发症：导管移位、气道损伤、人工气道梗阻、气道出血。

（2）气管切开相关并发症：早期：出血、气胸、空气栓塞、皮下气肿和纵隔气肿。晚期：切口感染、气管切开后期出血、气道梗阻、吞咽困难、气管食管瘘、气管软化。

（3）其他：通气过度、低血压、肺损伤、呼吸道感染、氧中毒、心律失常、胃肠道充气膨胀和出血、少尿等。

全麻的风险大吗

虽然现代医学取得了长足进步，但患者病情的千变万化、临床诊治水平的局限性使得手术和麻醉肯定会存在一定的风险。而且不同的麻醉方法可能会出现不同的并发症和意外情况。全身麻醉能使人产生无痛、记忆缺失及肌肉松弛，能为术者提供良好的手术条件；如能恰当用药、合适监测、及时调整全麻深浅，患者诱导往往平稳，恢复迅速；安全性较大，麻醉效果确切；可减少患者心理负担，消除其紧张情绪。而且也没有证据表明全麻比别的麻醉方法有更大的风险。当然全麻的安全性和麻醉医生的熟练程度、麻醉机和监测设备的性能、患者的病情等

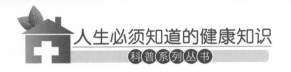
密切相关。另外，一般而言全麻的费用会高于其他麻醉方法的费用。最后，选择麻醉方法时也要考虑全麻可能出现的并发症，比如气管插管的难易和后果、误吸、苏醒延迟等。

什么是麻醉意外

麻醉意外是指麻醉医生按照规范进行操作及实施麻醉的情况下，由于药物的特殊作用或患者对药物及麻醉方法的特殊反应以及患者潜在疾病的发作与干扰、仪器设备或周围人员、环境等未估计因素的作用，给患者造成的严重不良影响，如过敏反应属于麻醉意外。

麻醉药也能引起过敏反应

麻醉药引起的严重过敏反应极为少见，临床常遇到的是类过敏反应。过敏反应的临床表现为荨麻疹、虚脱、低血压、支气管痉挛等，大多通过对症处理可以好转。大部分麻醉药物包括静脉全麻药、麻醉辅助药、局麻药的过敏反应发生率并不很高，在临床使用过程中，酯类局麻药普鲁卡因、丁卡因的过敏反应则相对多见。

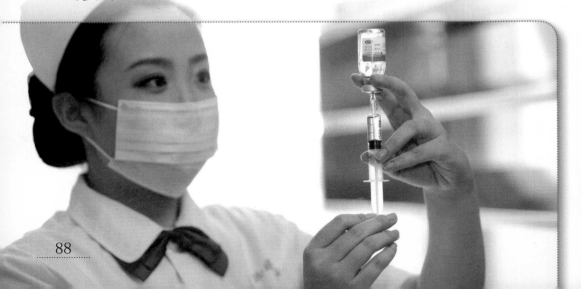

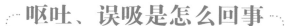

呕吐、误吸是怎么回事

　　呕吐是全麻后常见的并发症，其发生与患者情况、麻醉用药及手术种类有关。呕吐不仅使患者痛苦，也易致水、电解质及酸碱平衡紊乱，最严重的是误吸。因此，应努力避免发生。患者若术前存在饱胃、肠梗阻、有呕吐病史容易发生；年轻女性、小儿是高发人群；应用吸入性全麻药和麻醉性镇痛药均可见呕吐的发生；胃肠道手术较其他手术发生呕吐多见。对于具有上述情况的患者，手术结束前麻醉医生可给予适量抗呕吐药能明显减少呕吐、误吸等情况的发生。

喉痉挛和支气管痉挛是一回事吗

　　喉痉挛是指喉部肌肉反射性痉挛收缩，使声带内收，声门部分或完全关闭而导致患者出现不同程度的呼吸困难甚至完全性的呼吸道梗阻。一般认为，当麻醉深度过浅时，分泌物或血液刺激声带局部可引起喉痉挛，口咽通气道、直接喉镜、气管插管操作等直接刺激喉部均可诱发喉痉挛，浅麻醉下手术操作有时也可引起反射性喉痉挛。对于麻醉未完全清醒的患者，气管拔管后最容易发生喉痉挛。如出现喉痉挛，可采取以下措施进行处理：给予纯氧吸入，必要时纯氧正压通气，直至患者清醒，喉痉挛消失；如系麻醉过浅引起，应用静脉或吸入麻醉药加深麻醉，直至喉痉挛及其他反射消失。 必要时，可给予短效肌松药，需要的话应行气管内插管。另外可选用抗胆碱能药物阿托品，以减少腺体分泌，使口咽分泌物刺激减小。

　　支气管痉挛是支气管平滑肌受到外来刺激如气管内插管、反流误吸、吸痰等痉挛收缩所致。表现为呼气性呼吸困难，气道阻力升高，心率增快，严重者出现发绀。如出现支气管痉挛，可采取以下措施进行处理：轻度者给予受控呼吸即可改善。严重的支气管痉挛常需给予药物治疗，如支气管扩张剂。如系麻醉过浅引起，应用静脉或吸入麻醉药加深麻醉或给予肌松药物。

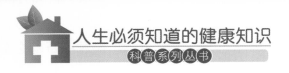

手术中血压为什么会发生变化

很多全麻术后患者会说"睡了一觉，手术就做完了"。作为麻醉医生听了这样的话很欣慰，然而手术过程的风险也只有麻醉医生才知道。毫不夸张地讲，麻醉医生是手术患者的守护神。低血压和高血压是最常遇到的情况。

低血压是指血压降低幅度超过平时血压的 20% 或者是收缩压降至 80 毫米汞柱。麻醉期间低血压与以下因素有关：

（1）麻醉因素：各种麻醉药、辅助性麻醉药能抑制心脏，扩张血管，尤其对于老年人表现明显。过度通气、低血容量与低血钾，缺氧所致的酸中毒，以及低体温均可导致不同程度的低血压。

（2）手术因素：手术失血过多过快未能及时补充，手术操作压迫心脏或大血管，以及直视心脏手术，均可造成不同程度的低血压。

（3）患者本身因素：患者年老、体弱，有明显低血容量的人，肾上腺皮质功能衰竭，严重低血糖，术前存在严重心律失常或心肌梗死等心脏疾患者，不能

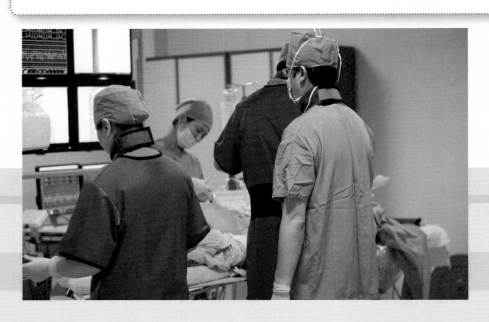

耐受常规剂量的麻醉药物，可造成不同程度低血压。

高血压是指血压升高超过平时的 20% 或血压升高达到 160/95 毫米汞柱以上，血压过高是指血压升高超过麻醉前 30 毫米汞柱。麻醉期间发生高血压的原因与下列因素有关：术前存在长期高血压而未按规律服药控制血压，对麻醉操作和手术刺激反应敏感，容易发生血压波动。

（1）焦虑与紧张：焦虑与紧张也是围术期高血压发生的重要原因之一。

（2）麻醉因素：麻醉期间发生高血压与麻醉的方式、麻醉期间的管理以及一些药物应用有关。无论是全身麻醉还是局部麻醉，当麻醉过浅或镇痛不全时都会因较强的手术刺激而血压增高、心率增快；浅麻醉下气管插管是全麻诱导期高血压最常见的原因；苏醒期气管拔管以及气管内吸引也是血压增高发生的诱因；缺氧与二氧化碳蓄积也是麻醉期间发生高血压的常见原因。

（3）手术方式：一些手术操作（如：颅脑手术牵拉或刺激颅神经、嗜铬细胞瘤手术肾上腺血流阻断前等）也可引起短时的血压增高。对继发性高血压的肾血管病变、嗜铬细胞瘤、原发性醛固酮增多症等，术中都有可能发生严重的高血压，甚至发生心脑血管意外。

（4）其他因素：除上述外，较为常见的引起血压升高的原因还有：输液过量或体外循环流量较大而周围血管阻力增加；急性尿潴留、寒冷与低温、术后咳嗽或恶心、呕吐，以及伤口疼痛与躁动都是术毕苏醒期高血压发生的主要原因；止血带充气后，患肢胀痛，也易发生血压升高。

麻醉和手术会影响我的心率吗

麻醉期间心律失常的发生，不仅与患者术前原有疾病有关，还与麻醉方法、麻醉用药、手术操作以及植物神经功能失调和低温等多种因素综合作用有关。

（1）患者术前存在的疾病：心血管性疾病：如缺血性及瓣膜性心脏病、心

肌病、充血性心衰、高血压病；肺部疾病：如慢性阻塞性肺病，特别是合并肺心病、哮喘、呼吸道梗阻等；内分泌疾病：如嗜铬细胞瘤、甲亢等；神经系统疾病：如颅内高压，脑血管意外，脊髓损伤等；其他：术前治疗药物易诱发术中心律失常，如洋地黄，术前利尿药引起的电解质紊乱也可诱发心律失常。

（2）麻醉用药：大多数麻醉药对心血管系统或多或少地存在治疗以外的副作用，一般与用药量及用药方法有关。吸入性全麻药：氟烷能增强心脏的异位节律兴奋性而致心律失常，现在常用的异氟烷、七氟烷、地氟烷这些作用较弱的麻醉药，作为吸入性全麻用药比较安全。静脉全麻药：氯胺酮能刺激交感神经引起心动过速；常用的依托咪酯和丙泊酚对心律的影响较小。局麻药：局麻药对心肌的自律性和传导性均有抑制，局麻药误入血管内可引起严重的室性心律失常，甚至心搏骤停。

（3）电解质异常，特别是钾离子紊乱最容易引起心律失常。

（4）缺氧和二氧化碳潴留：缺氧和二氧化碳潴留时机体会代偿性出现心动过速，但严重缺氧时此代偿功能受抑制，表现为心动过缓。

（5）体温降低：体温低于34摄氏度，室性心律发生率增加，低于30摄氏度，发生心搏骤停几率增加。

（6）手术刺激也会导致心律失常，如胆道手术的胆心反射，眼科手术的眼心反射，刺激骨膜，颅后窝及脑干手术，特别是心脏手术容易引起心律失常。

手术中也会发生肺水肿

术中发生肺水肿与下列因素有关：①麻醉药过量：麻醉药过量可引起肺水肿可见于吗啡、美散痛、巴比妥盐中毒等。②呼吸道梗阻：如呕吐、误吸。③肺过度膨胀：一侧肺不张或单肺通气时，全部潮气量进入一侧肺内，导致肺过度充气膨胀损伤引起肺水肿。④液体负荷过重：手术当中输血补液过多过快，在心肾

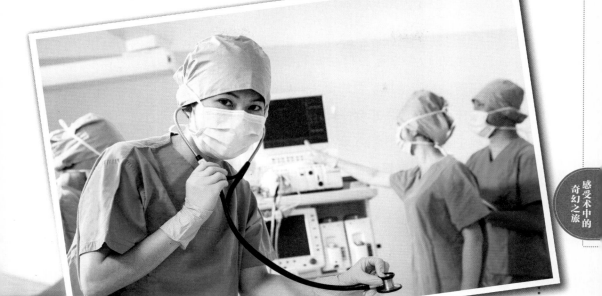

功能不全时容易发生肺水肿。清醒患者主要表现为心动过速、胸闷、咳嗽、咯泡沫痰或粉红色血性痰、呼吸困难等。严重者口唇及四肢末端显著发绀、表情淡漠、意识恍惚，呈极度疲惫状态，查体可听到两肺湿啰音或哮鸣音；血气分析有不同程度的动脉血氧分压降低和二氧化碳分压升高。全麻患者上述症状不明显，查体和血气分析有助于判断。处理如下：一般措施：采取半坐位两下肢下垂，必要时四肢交替束缚止血带以减少静脉回心血量减轻心脏前负荷。氧疗及改善气体交换，鼻导管吸氧适用于轻症患者，重者给予机械通气治疗。药物治疗：镇静剂：临床常用吗啡或哌替啶。血管扩张药：减轻心脏前后负荷。利尿剂：可在短时间之内排出大量水钠，缓解肺水肿。强心剂：通过增强心肌收缩力增加心脏排血量，减慢心室率及增加利尿效果等达到治疗急性肺水肿的目的。主要用于心源性肺水肿。肾上腺皮质激素：能减轻炎症反应，降低毛细血管通透性，有增强心肌收缩力，降低外周血管阻力的作用。抗感染治疗。

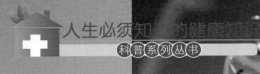
什么是恶性高热

　　恶性高热（MH）是目前所知的唯一可由常规麻醉用药引起围术期死亡的遗传性疾病。它是一种亚临床肌肉病，即患者平时无异常表现，在全麻过程中接触挥发性吸入麻醉药后出现骨骼肌强直性收缩，产生大量能量，导致体温持续快速增高，在没有特异性治疗药物的情况下，一般的临床降温措施难以控制体温的升高，最终可导致患者死亡。现在随着麻醉药的改进，MH 的发生几率已经明显降低。术中一旦出现 MH 时，应立即终止吸入麻醉药，并用高流量氧气进行过度通气，尽快完成手术；尽早静脉注射丹曲洛林；立即开始降温，尽早建立有创动脉压及中心静脉压监测；监测动脉血气；纠正酸中毒及高血钾；治疗心律失常；根据液体出入平衡情况输液，适当应用升压药、利尿药等，以稳定血流动力学，保护肾功能；肾上腺皮质激素的应用；手术后应加强监护和治疗，以确保患者安全度过围术期。

麻醉手术期间电解质会发生变化吗

手术前，麻醉医生通常要访视患者，对患者的整体情况做一下评估，看其是否能耐受手术，其中一项就是检查血的指标，如在正常或接近正常范围内，便可做手术，如过高或过低，需在病房继续调整到最佳状态时再做手术。

其中有一项血钾的指标是很关键的。血钾就是血中钾的浓度，如果浓度异常，对患者的影响是很大的。血钾低的因素，比如长期禁食或进食不足，或补液中钾盐补充不足，呕吐，持续胃肠减压，小肠瘘，使钾从体内丧失过多，应用利尿药都可促使钾过多的排出体外造成体内低钾。引起血钾高的因素也很多，如摄入过多，输入含钾溶液太快、太多，输入储存过久的血液等，肾脏是排钾的器官，肾功能衰竭的患者一般都高钾。脱水、失血或休克所致的血液浓缩也可使体内钾浓度相对增高。人体内钾过多会影响心功能，严重时会导致心搏骤停，威胁患者的生命。为了保证患者麻醉及术中的安全，术前一定要将血钾调整到正常或接近正常水平以便更好地耐受手术，对术后的恢复也有帮助。因而术前应纠正病因，治疗原发病。术中观察液体入量与尿量，进行血气分析，发现异常及时调节，保证患者处于离子平衡状态。

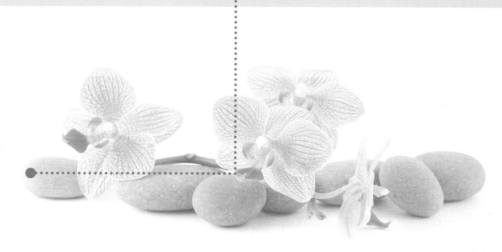

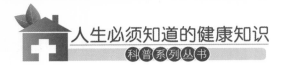
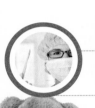

特殊手术患者的麻醉

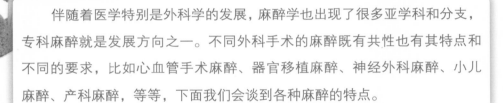

伴随着医学特别是外科学的发展，麻醉学也出现了很多亚学科和分支，专科麻醉就是发展方向之一。不同外科手术的麻醉既有共性也有其特点和不同的要求，比如心血管手术麻醉、器官移植麻醉、神经外科麻醉、小儿麻醉、产科麻醉，等等，下面我们会谈到各种麻醉的特点。

医生把我的脑袋"开瓢"了

有很多人都畏惧动脑子的手术，都会觉得如果把脑子给碰了，虽然是把病治好了，但是手术中难免会碰到我的好脑子部分，那这样我以后会不会傻了？会不会痴呆了？还有脑子是人的很重要的器官之一，把我的脑子给打开了，那我以后都醒不过来怎么办？等等这些问题，都是患者及患者家属很关心的问题。下面的内容将带着大家的疑惑一一得以回应。

首先，对于神经外科患者的手术，目前常选用静吸复合全麻。此类手术患者的麻醉要求做到：麻醉诱导迅速平稳，无呛咳或屏气，气管插管反应小；术中通气良好，$PETCO_2$ 控制满意，静脉压无增高，脑松弛，出血少，术野安静；术毕清醒快，无麻醉药残留作用。为了保证患者生命体征的平稳、提高麻醉手术安全性，在麻醉期间，应重点注意以下内容：切开硬脑膜前应做到适当的脑松弛。方法有：充分供氧；调

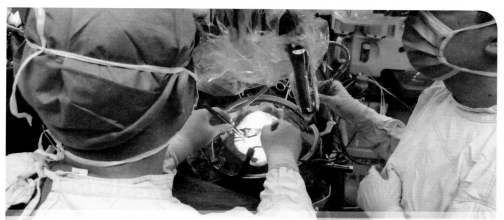

整体位以利于静脉回流；维持肌肉松弛和麻醉深度适当；过度通气使 $PaCO_2$ 维持在 25~30 毫米汞柱。必要时可在开颅前半小时给甘露醇 1~2 克 / 千克体重静注，或加用呋塞米 10~20 毫克。一般均可做到脑松弛和颅内压降低。

硬膜切开后可适当减少用药量。长效麻醉性镇痛药应在手术结束前 1~2 小时停止使用，以利于术毕尽快清醒和防止通气不足；吸入全麻药异氟醚应先于七氟醚和地氟醚停止吸入。

其次，术中间断给予非去极化肌松药，以防止患者躁动，特别在全凭静脉全麻时。对上位神经元损伤的患者和软瘫患者，应避免肌松药过量。应用抗癫痫药物（如苯妥英钠）的患者对非去极化肌松药可能呈拮抗，应酌情加大用药剂量或调整用药频率。

术中采用机械通气的参数为，潮气量 8~12 毫升 / 千克体重，分钟通气量 100 毫升 / 千克体重，呼吸次数成人为 10~12 次 / 分，保持 $PETCO_2$ 在 35 毫米汞柱左右。

最后，苏醒应迅速；不出现屏气或呛咳；控制恢复期的高血压，常用药物有拉贝洛尔、艾司洛尔、尼莫地平、佩尔地平等，以减少颅内出血的可能。肌肉松弛剂拮抗药应在撤离头架、头部包扎完毕后再使用。待患者自主呼吸完全恢复，吸空气后 SPO_2 不低于 98%，呼之睁眼，能点头示意后，方可送回病房监护室或重症监护室。

此外，神经外科患者的补液问题，一直以来就是研究的热点。目前在静脉用液

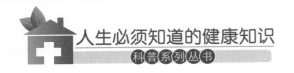

的看法上，神经外科医师和麻醉科医师之间仍存在分歧，神经外科医师要求通过限制输液量来减轻或预防脑水肿，由此易致相对低血容量，使麻醉管理容易发生血流动力学不稳定。因此，找出限制液体量和积极补液量之间相互兼容的措施，是总的研究方向。

液体管理的总目标是：在维持正常血管内容量的前提下，形成一个恰当的高渗状态。在临床上过分严格限制液体，会产生明显的低血容量，导致低血压和CBF减少，脑和其他器官面临缺血损害，而脑的含水量仅减少很小；而血容量过多会引起高血压和脑水肿。因此，推荐以下的输液方案：

体液丢失的计算：颅内手术第三间隙丢失的液体量很小，因此可忽略不计。因术前禁食禁水可丧失液体量（按8~10毫升/千克体重），此量可于进入手术室后开始补给。术中可输用乳酸林格液，按4~6毫升/（千克体重·时）维持。如果患者长期限制液体入量，或已使用甘露醇，且已有明显高张状态者，应选用生理盐水或等张胶体液输注。

反复测量血清渗透浓度，作为输液的指南；如果无条件测定，可用晶体液和胶体液按2：1的比例输注。市场供应的乳酸林格液其血清渗透浓度为272~275毫摩尔/升，明显低于等渗晶体生理盐水（309毫摩尔/升），因此前者为低渗液。神经外科患者应维持血清渗透浓度达到305~320毫摩尔/升为理想。

对脱水利尿药的使用应持慎重态度：甘露醇（2.0克/千克体重）静注或呋塞米（5~20毫升）静注或两者同时使用，可引起大量利尿，需严密监测血管内容量和电解质水平。临床常见到的问题是：类固醇与排钾利尿药合用，可出现低钾血症；术中施行过度通气可加重低钾程度；利尿药用于抗利尿激素异常分泌综合征（SIADH）可导致低钠血症；高血糖可加重缺血后的神经损伤。因此，有中枢神经缺血危险的患者应避免使用含葡萄糖液体；显著的高渗状态可导致反应迟钝、抽搐及肾功能障碍。

在心脏上动"刀子"

　　心血管手术因其涉及生命最重要的器官，病情复杂多样，手术死亡率显著高于无心血管疾患者。而且术中还会涉及体外循环等技术。因此说心脏手术相对于其他手术，是一类比较特殊而又复杂的手术。对于这类手术，对麻醉的要求就很高，存在的风险也很大。对麻醉医生来说必须对心血管疾病学、手术学、药理学、体外循环技术、重症监测与治疗等有深入的了解，做好充分的术前评估和准备，熟练运用相关的麻醉原则和技术保证每一例心血管手术取得最佳效果，减少麻醉意外和术中、术后并发症。下面我们就从两个方面介绍一下心血管手术的相关麻醉知识，让您对心脏手术能有一个更好的了解和认识。

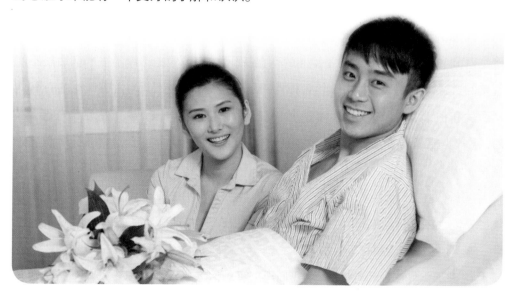

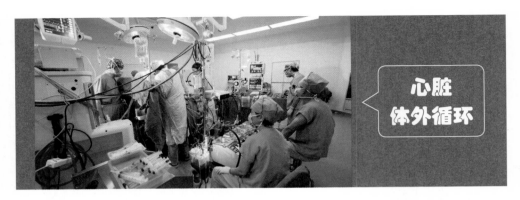

心脏
体外循环

　　首先，心脏手术的麻醉非常复杂。麻醉是贯穿整个手术过程的，它不仅仅指让患者不感到疼痛，更重要的是麻醉医师在术中要监护患者的生命安全、施行各种治疗抢救、避免或减少各类并发症，为手术提供一个最佳环境，保障患者的生命安全。其次，手术前创伤性诊断检查的监护与麻醉和手术后镇痛也是麻醉工作的一部分。

　　现在常用的麻醉方式是"静吸复合全麻"。是运用气管内插管吸入麻醉药和静脉全麻药相结合的一种麻醉方式。也是一种非常成熟和安全的麻醉方法。诱导期，短时间内可以使患者意识消失，这时患者不会感到疼痛，神经反射和肌肉都会有不同程度的抑制。等患者进入深麻醉后，外科医生才开始手术，这期间我们会持续给药加深麻醉深度，直到手术结束，此期为麻醉维持期。待到手术快结束时，我们会根据时间和患者的情况来调整给药的剂量。因为，心血管的患者出手术室后是不能直接回普通病房的，是要带着气管插管回到重症监护室，因为那里有专业的心脏外科医生和护士 24 小时观察患者情况，能在有危险时及时保证患者的生命安全。然后，再根据患者的恢复情况决定患者什么时候拔除气管插管，什么时候返回自己的病房。

　　另外，心脏手术后如果患者没有特殊情况，4~6 小时就会清醒。但是由于患者年龄不同、病情轻重不同、性别不同和麻醉医师给药不同，可能有些患者会清醒得早一些，有些患者清醒得晚一些。

　　说完了心血管手术的麻醉，让我们再了解一下，在心血管手术中另一个特殊而又必备的操作系统——体外循环。体外循环（ECC），又称心肺转流术（CPB）。其基本原理是将人体经静脉血经上、下腔静脉引出体外，经人工肺氧合并排出二氧化碳，再将氧合后的血液经人工心脏泵入体内动脉系统。ECC 不仅维持心脏以外其他重要脏器的血液供应，而且保证了手术野安静、清晰，保证心脏大血管手术的安全实施。体外循环基本装置包括血泵、氧合器、变温器、微栓过滤器和附属器五部分。

　　根据手术需要体外循环分为：常温体外循环，用于操作简单、时间短的心内手术。浅低温体外循环：采用体外循环血流变温，心内操作期使鼻咽温维持在28 摄氏度左右，心内操作即将结束时开始复温，将鼻咽温升至 37 摄氏度时停止复温；深低温体外循环：多在心功能差、心内畸形复杂、侧支循环丰富的患者应用。深低温停循环：主要用于婴幼儿心内直视手术和成人主动脉瘤手术。其他：如并行循环（包括左心转流）、部分转流等。

　　虽然体外循环是手术必需的，但是针对不同的人、不同的情况也是存在着并发症的。首先，神经系统并发症：发病率为 1%~5%。由于神经损伤的部位和程度不同，临床表现也是不相同的，轻者可有苏醒延迟，重者出现偏瘫、失语、痴呆、昏迷。主要由体外循环导致的脑缺氧、脑栓塞及颅内血肿引起；低心排综合征：体外循环心内手术后，各种原因可导致低心排综合征。患者表现为心动过速、皮肤湿冷、血压低等。治疗原则是在纠正致发病因的基础上合理使用正性肌力药、升压药和血管扩张药，必要时可以使用机械辅助循环；肺并发症：包括肺不张、肺水肿、灌注肺等，是手术后较常见的并发症。消化系统并发症：如消化道出血、黄疸等；肾并发症：发生率为2%~31%，主要由于低灌注引起。

医生给我换了副"新肝"

　　说完了心脏的复杂手术和麻醉，让我们再来说说更复杂的手术和麻醉——肝移植手术的麻醉。

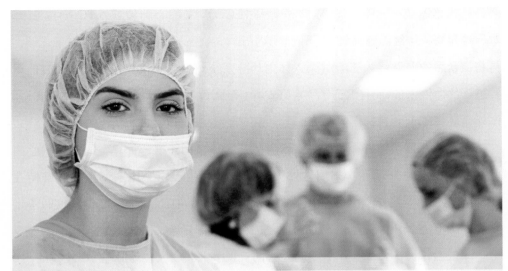

（1）术前

1）术前对病情的评估和治疗：黄疸、低钠血症、腹水、糖尿病、胸腔积液、肾衰竭、体循环血管扩张造成低血压和心衰、门脉综合征、肝肺综合征、静脉曲张（食管、胃、直肠、腹壁）、凝血功能障碍等。

2）常规检查包括：全血细胞计数、凝血功能检查、心电图、超声心动图、胸片、肝脏或胸部 CT、肺功能检查、免疫学、病毒学和肝血管核磁共振。

3）除有肾衰竭或急性肝衰竭的患者外，术前无须常规输液。

（2）麻醉处理原则

1）诱导前建立外周静脉通路和动脉通路，麻醉诱导时备好血管活性药。

2）诱导后进行中心静脉压力和肺动脉压力监测。应插入粗大的胃管。

3）无肝前期：分离病肝时因肝有丰富的侧支循环和粘连，易发生出血和渗血，术前存在的血液稀释、纤维蛋白溶解或凝血因子缺乏者可加重出血。此外放腹水、手术时静脉回流障碍都可致低血压。减少出血可用抑肽酶，及时输注凝血因子、钙离子以及补充血容量。少尿是无肝前期较常见的症状，此时可用多巴胺，补足血容量后，可使用强效利尿剂或渗透性利尿剂。

4) 无肝期：无肝期可出现血压下降、低血糖、低血钙、酸血症、凝血功能障碍及低温、少尿等。当下腔静脉阻断后，应快速从上肢输入新鲜血液，力求保证血压在 70 毫米汞柱以上，同时给碳酸氢钠纠正酸血症。

5) 新肝期：移植肝脏的门静脉开放作为此期开始的标志。门静脉开放后，由缺血所致的胃肠道内大量酸性产物及肠道内毒性物质计入体循环，可出现酸血症、高血钾、凝血功能障碍、心律失常及低血压等。通常在开放门脉后几分钟才开放肝下下腔静脉，此时由于下肢瘀血大量回心，可引起血压升高，甚至可能出现急性心衰、肺水肿等。同时还要注意吻合口等的渗血状况，改善凝血。开放门静脉后可发生再灌注综合征，需使用正性肌力药和加快补液。

6) 保温：无肝期常出现体温下降，开放下腔静脉后体温可进一步下降，可采用电热毯、暖风机、输入加温的液体及血液、提高手术室温度等措施，尽可能保持术中体温在 35~37 摄氏度。

我的坏肾"去哪啦"

以现在的医疗技术，心脏、肝脏这些重要器官都可以移植了，那肾脏就更不用说了。下面我们就把肾脏移植时的相关麻醉知识做一下总结。

（1）术前

1) 慢性贫血较常见（血红蛋白一般为 8 克／分升左右）。

2) 患者通常在近期做过血液透析，因而会有一定程度的低血容量，并可能有残余的抗凝剂。

3) 检查透析后的血钾。

4) 注意动、静脉瘘的位置，并避免将静脉套管针留置于有动静脉瘘的位置。

（2）术中

1) 麻醉诱导前应适量补充液体——常见动脉压有较大波动。

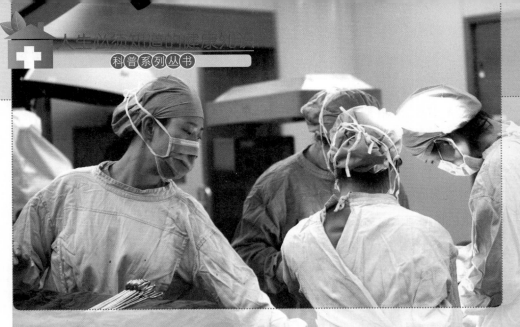

2）因患者有肾病，所以常用的麻醉剂包括异氟烷、阿曲库铵、芬太尼（或吗啡）。

3）在严格的无菌技术下，置入中心静脉导管并检测中心静脉压。

4）在置入移植肾之前，将中心静脉压逐渐提高到 10~12 毫米汞柱，以维持适当移植肾的灌注压，并促进排尿。

5）维持正常的体温。

打开"胸腔说亮话"

前一段大家都很关注的一件事是"开胸验肺"。有的人会说了，这怎么可能，就是新闻造势罢了，怎么可能真的"开胸验肺"呢。其实不然，我们可能听到像肝移植、肾移植、心脏移植等这样的词语多一些，但是不表示我们现在的医疗水平不能"开胸验肺"。像开胸这类手术我们统称为胸外科手术。胸外科手术现在也是较常见的手术，一般麻醉方式均采用气管插管全身麻醉。但巨大纵隔肿瘤、气管肿瘤、气道有明显受阻、应用肌肉松弛药使气道受阻加重，宜选用清醒插管。术中要保证气道畅通，解除循环障碍，补充失血量。手术结束后要在关胸前将健侧萎陷的肺完全膨胀，在缝合胸壁时，肺的膨胀要小，以免缝针刺破肺。关胸完毕，应再次张肺，直至水封瓶压力呈负压。听了我这番介绍后，你知道真的可以"开胸验肺"了吧。

给大肚子"开膛破肚"

以前看过一篇新闻是这样写的："男人的肚子像怀了孕一样大？"有人一看到就会说，又是炒作吧，男人怎么可能怀孕呢。虽然男人不会怀孕，但是男人也会大肚子。有的可能还会比孕妇的大。这不是什么新闻炒作，这是一种病。因为，大肚子里面装的不是什么宝宝，而是一种巨大的瘤子，如畸胎瘤等。这就引出我们下面所要叙述的关于腹部巨大肿瘤的麻醉相关知识。

（1）术前准备

1）术前有恶病质，营养不良的患者应该积极改善，以增强患者对麻醉和手术的耐受。

2）如果肿瘤导致胃排空延迟，应注意饮食以及术前禁食水。

3）影响到呼吸功能、肺功能差的患者应积极改善。

（2）麻醉处理

1）麻醉选择应以全麻为首选。

2）严格预防和注意反流误吸。

3）预防仰卧位低血压综合征的发生。

4）术前有呼吸功能不全的患者应加强呼吸的管理。

5）当肿瘤切除时腹压下降，压迫的大血管失去压力，会使循环发生很大的波动，此时应维持循环稳定，必要时应用血管活性药物。

6）因肿瘤巨大，供血多，术中出血会增多，应注意补血补液，维持循环稳定。

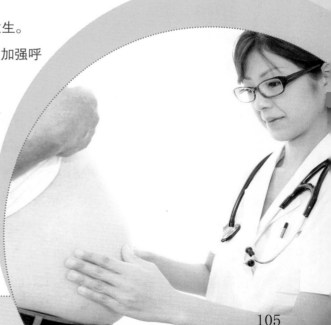

"大脖子"麻醉有说道

近几年来，因为环境污染和饮食不当引起了很多以前我们没见过或很少见过的疾病。比如，脖子上长的巨大肿瘤，不仅让人看着胆战心惊，更让患者感受到前所未有的痛苦和恐惧。下面我们就这类手术的麻醉向您做一叙述，以便您对它有个更深刻的了解。这类手术麻醉的关键是气管插管，因为这类患者的肿物是长在脖子上的，而气管插管会对脖子向后的伸展度有一定的要求。有的患者因为脖子上的巨大肿物使脖子不能转动或伸展，给气管插管造成了一定的难度。所以，像这类患者，怎样全无损伤地进行气管插管才是手术的关键。现在，我们常采用表面麻醉下清醒气管内插管。操作需要您配合，医生一般会给一些镇静、止疼药，让您不会很痛苦，此时您应积极配合麻醉医生，争取快速、顺利完成，您就可"入睡"接受手术了。手术结束后要看情况决定管子是否保留。

让"气道"变得更通畅

打呼噜是很常见的现象，多数不会引起人们的重视。但如果睡眠中打呼噜严重的话，会引起机体的严重缺氧。如果在睡眠中缺氧严重者，轻者会使患者的反应能力降低；重者可能会危及生命。而这种在睡眠中因为打呼噜引起的缺氧现象叫"睡眠呼吸暂停综合征"，也叫鼾症。因此，如果您在睡眠时打呼噜严重的话，那最好采取手术治疗。那鼾症的手术是否很可怕呢？下面介绍一下鼾症的手术麻醉方式。鼾症手术是将悬雍垂、软腭、扁桃体切除或部分切除并加以咽成形，以改善睡眠状态下气道梗阻。手术刺激强，气道困难的病例较多，血流动力学波动大。患者多肥胖，血黏滞度增高，高血压和心肌缺血劳损。术前应全面了解和正确估计其代偿能力。术前镇静药和麻醉诱导药物应减量。术前还应对气管插管难度做出估计，为便于手术操作，以经鼻插管为宜。对预计插管难度大者，应在镇静、镇痛、患者主动配合下，慢诱导盲探插管。手术操作时可使导管扭曲打折，应密切观察，术中应及时吸除残余血,术毕止血要完善,患者完全清醒后方可拔管。由于麻醉残余作用及手术创伤、压迫有可能造成水肿,少数病例可发生拔管后气道障碍和再插管困难,应有相应技术和设备的准备。对术后出血再次全麻止血者,应按饱胃病例处理。

我有心脏病,这回又要做手术了, 麻醉医生能保证我的安全吗

随着医学发展和平均寿命的延长,心脏病患者施行手术的日益增多。常见的心脏病有高血压、冠心病、瓣膜病和先心病等。因此心脏病患者施行非心脏手术的麻醉就对麻醉医生提出了更高的要求。首先要做好麻醉前的评估和准备,评估主要有心功能评级、危险因素分析等,准备包括药物治疗、对症处理和麻醉前用药等,以提高患者的心功能储备和代偿能力;其次要根据病情和手术选择合适的麻醉方法。最后要对麻醉和手术中可能出现的心脏方面的意外情况有准备和处理对策。还有一点很重要,麻醉医生术前一定要和外科医生、心脏专科医生以及患者及其家属做好交流和沟通工作。经过以上的准备心脏病患者施行非心脏手术的安全性就会大大提高。

高血压患者麻醉应注意哪些问题

现在的饮食环境和作息生活使得患有高血压心脏病的人越来越多。对于高血压,只要您规律吃药及时吃药就会将血压控制得很好。但是,如果高血压患者需要做手术,那应该注意点什么问题呢? 首先,高血压患者的麻醉,应根据患者的实际情况和手术需要,选择对循环影响轻微的麻醉方法与麻醉药物,注意各药物之间的相互作用。其次,在围术期的全过程中,尽

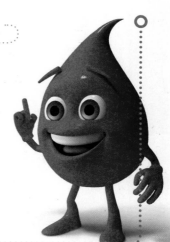

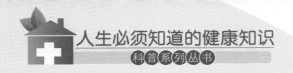

可能将血压的波动范围控制在患者术前可耐受的程度，防止血压骤升与骤降。最后，保持呼吸道通畅和各脏器充分供氧。维持循环血容量和水、电解质的平衡。观察血液黏度的变化，尤其老年高血压患者的血流动力学改变多为低流量、高阻力型，应防止血压过度降低、血液黏度增高导致血栓形成。

哮喘患者麻醉时有讲究

（1）什么是哮喘？哮喘是由于呼吸道平滑肌收缩而造成的可逆性气流阻塞，支气管壁的炎症是根本原因。哮喘综合征通常是气短、喘鸣、咳嗽和咳痰等症状的组合。

（2）哮喘患者术前应注意什么？入院时把吸入支气管扩张剂改为喷雾支气管扩张剂。术前要增加沙丁胺醇 2.5 毫克雾化吸入。详细记录所有食物和药物所引起的过敏。术后需要时用喷雾支气管扩张剂。大的腹部或胸部手术，在术前即开始胸部理疗。用适当的术前药物治疗焦虑。做常规手术的患者，特别是坚持常规治疗的患者围术期发生支气管痉挛和喉痉挛的并发症低于 2%。50 岁以上的患者和有活动性疾病的患者（近期有哮喘症状或治疗过哮喘）发生率会增加。

（3）哮喘患者麻醉中需要注意什么？大多数控制良好的哮喘患者能够很好耐受麻

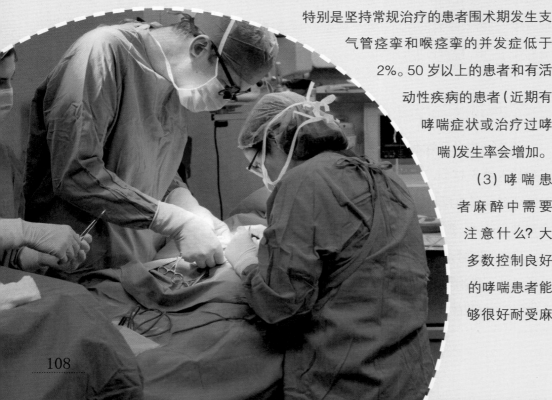

醉和手术。控制不好的哮喘患者有围术期出现呼吸问题的危险，例如支气管痉挛、痰潴留、肺不张、感染、呼吸衰竭等。手术中避免使用有组胺释放作用的药物（吗啡、d-筒箭毒碱、阿曲库铵）。气管插管可引起支气管痉挛，需在足够的麻醉深度或阿片类药物下进行。声带局部麻醉可以减轻发生危险的几率。当哮喘控制不好时，外周手术用局部麻醉是理想的选择。只要患者能够舒适地平卧，腰麻或神经阻滞通常都很安全。严重哮喘患者（或以前在 ICU 住过，身体虚弱）行腹部大手术或胸部手术要收入 ICU 进行术后观察。

糖尿病患者手术血糖控制是关键

（1）糖尿病的诊断、分型、临床症状

1）诊断：凡有糖尿病症状，空腹血糖超过 7.8 毫摩尔／升两次以上；或任意时间的血糖超过 11.1 毫摩尔／升，均可诊断为糖尿病。

2）分型：胰岛素依赖型（1 型糖尿病）发病急，年纪轻，有酮症史，使用胰岛素治疗，症状较重。非胰岛素依赖型（2 型糖尿病），分泌一定量的胰岛素，年龄大，多肥胖，症状较轻。

3）临床症状：多尿，多饮，多食，体重减少。

（2）术前评估

1）心血管：糖尿病患者容易患高血压、缺血性心脏病、脑血管病、心肌梗死和心肌病。植物神经疾病可致心动过速或过缓和体位性低血压。

2）植物神经疾病增加了术中血压波动、心肌缺血、心律失常、胃食管反流和低体温的风险。

3）肾脏：40% 的糖尿病患者出现微量白蛋白尿，可能随血管紧张素转化酶抑制剂的治疗而有所缓解。

4）呼吸系统：糖尿病患者易发生胸部感染，特别是肥胖和吸烟的人。

5）气道：软组织（特别是关节周围的韧带）发生增厚（糖基化）会出现"关节活动受限综合征"。如果颈部受到影响，可能会很难作出"清晨用力吸气"的姿势或在气管插管时充分张口。

6）胃肠道：50% 的患者有胃排空延迟，容易反流。

7）眼：普遍有白内障。

（3）围术期控制糖尿病的总体目标

1）避免低血糖，因其可引起不可逆性脑损伤。

2）避免严重高血糖（>14 毫摩尔 / 升），因其可导致渗透性利尿和严重脱水。

3）避免血糖大幅度波动，维持在 6~10 毫摩尔 / 升的范围内。

4）术中应用胰岛素，供给细胞使用，使其不会发生细胞内葡萄糖的缺乏，防止酮症酸中毒。

5）防止低血钾、低血镁、低磷血症。

（4）糖尿病的用药

1）二甲双胍应在大手术前 2 天停药。

2）氯磺丙脲时效较长，应在手术前 3 天停药。

3）偶尔有患者仍在继续使用长效胰岛素。如有可能，应在术前几天停药，改为中效或短效胰岛素。

4）中效和短效胰岛素和其他口服降糖药可以服用至手术当天。

5）术前管理：术前测量血糖。测量尿酮体和尿糖。安排在第一台手术。如果糖尿病患者控制不佳但没有酮体，使用按比例增减的胰岛素方案。如果有酮体出现，考虑延迟非急诊手术并进行正规的糖尿病治疗。

（5）麻醉技术

每小时监测血糖一次。对于标准的全身麻醉技术没有特别的禁忌证，若有植物神经病变，注药速度要缓慢。局部阻滞技术可能会对肢体手术特别有用，且可减少未被发现的低血糖风险。神经阻滞之前，用图记录之前所存在的神经损害。植物神经功能紊乱可能加重腰麻和硬膜外麻醉引起的低血压。

瘫痪患者手术时麻醉禁用琥珀胆碱

瘫痪患者胃肠排空延迟，术中反流误吸可能性加大。术中禁用琥珀胆碱，因其会导致钾离子外流，引起高钾血症。去极化肌松药应减量或不用。用新斯的明不易拮抗。有肌松作用的吸入麻醉药浓度不宜过高。对有呼吸抑制的麻醉镇痛药宜小剂量使用。对进行性下肢瘫痪的患者应禁用椎管内麻醉。

癫痫患者控"发作"

癫痫患者控"发作"目的是防止其围术期发作，应避免干扰药物治疗（尽量保持胃肠道功能）并避免代谢紊乱（保持水、葡萄糖、电解质的平衡）。应防止长时间禁食，麻醉方式要选择能尽量减少外科手术应激及抑制胃肠功能的方法。

（1）术前评估

术前应记录癫痫发作的特点、时间和频率。应记录疾病对生活方式及能否获得驾驶执照的影响。全面记录所用药史等。记录药效持续时间及漏服情况。如果预计胃肠功能需较长时间恢复，应制订鼻饲或肠外治疗方案。应为患者提供良好的术后镇痛计划。

（2）麻醉的实施

避免术前长期禁食。如果术前需要使用镇静药，可选用苯二氮䓬类药。抗癫痫药治疗应用至手术开始前。所有常用麻醉药的常规剂量都有抗惊厥作用，虽然这些药物都已应用于癫痫患者且无明显不良作用，但对于已控制很好的患者应谨慎使用强效抗惊厥药，以避免生理与社会的不良影响。硫喷妥钠的治疗剂量是强效抗惊厥药。肌肉松弛药最好选择没有甾体核的药物，因为常用的抗癫痫药是酶诱导剂，可能导致药物作用变弱、时效缩短。必须避免过度通气，因为低碳酸血症减少脑血流、加剧之前已存在的脑电图异常活动。局部麻醉有助于使患者及早恢复进食。恢复期间任何癫痫发作均应描述和记录。

烧伤患者很"麻烦"

为什么说烧伤患者很麻烦呢。因为烧伤的患者不单纯是一个表面的烧伤，可能会出现比如气道、呼吸、循环等一系列的问题。我们下面分部分向大家介绍一下。

（1）气道

1）头颈的烧伤会很快引起大范围水肿，影响气道通畅。吸入热气流会导致喉以上的气道损伤。可能出现危及气道的现象。包括鼻毛烧焦，声音嘶哑，发出刺耳的咳嗽声，痰中带烟灰。

2）头颈烧伤患者最好选用气管插管，而不是持续观察。创面水肿一般在烧伤后 12~36 小时达到高峰，而气道危险期要早得多。插管延迟会引起严重的通气困难，之后再进行气管插管会很困难。

（2）呼吸

1）带储气囊的面罩吸氧，氧流量 15 升 / 分钟。

2）呼吸支持适应证：继发于创伤的意识丧失同时伴气道水肿或吸入有毒气体。吸入烟雾或爆炸损伤后出现的急性呼吸衰竭。严重烧伤后需要行心肺复苏术、镇静或镇痛。

（3）循环

1）烧伤后的液体复苏通常采用 Hartmann 溶液，它效价比好，而且容易配置。早期的液体治疗中不宜用晶体液。当伤口出现水肿，液体量要减少，改成维持量。

2）烧伤 >25% 全身体表面积（TBSA）会引起全身炎症反应，血管渗透性迅速增加，从而导致全身水肿。

3）除去所有衣物，尽量从完整皮肤处行有创置管，尽快补液。

4）并发创伤引起的出血要及时输血补充。呕吐引起的液体丢失用生理盐水补充（小儿用糖盐）。

5）小儿的液体需求更多。除了计算出 Hartmann 需要量，还要补充小儿的每日需要量：第一个 10 千克体重需要 4 毫升 /（千克体重·时）；第二个 10 千克体重需要 2 毫升 /（千克体重·时）；余下体重按 1 毫升 /（千克体重·时）计算

6）所有计算量只是一个参考量。必须检测尿量，维持最低限在：成人 0.5 毫升 /（千克体重·时），小儿 < 30 千克体重为 1 毫升 /（千克体重·时）。

7）检测尿中的血红蛋白产物，主要源自肌肉损伤和红细胞破裂。若为阳性：增加尿量到 1~2 毫升 /（千克体重·时）；碱化尿液；促进排尿。

（4）监测

1）常规监测 SPO_2，ECG，NIBP。由于 CO 中毒患者的脉搏血氧饱和度仍会达到 100%，应定期复查动脉血气。

2）昏迷、严重烧伤患者胃部并发症较常见，要放置鼻胃管。

3）取血检查 FBC（全血细胞计数），尿 / 肌酐，电解质，交叉配对，血糖（特别是小儿）。

（5）镇痛

1）所有烧伤都伴有疼痛。深度烧伤的伤口皮肤感觉丧失。但伤口的周围区域疼痛明显。大部分伤口的烧伤深度不一。

2）严重的应激和精神创伤需要有效的镇静、镇痛。

3）吗啡静脉给药，滴注直至生效。用吗啡或 PCA（患者自控镇痛）持续输注。

饱食患者防"误吸"

饱食患者麻醉中需要全麻的一般采用"清醒气管内插管"的方法来主动地控制呼吸道，保证其免受呕吐物的侵犯，也可采用快速诱导后气管插管。麻醉中需要注意以下几点：

（1）术前准备尽量充分，插入较粗的胃管，尽量吸尽胃内容物，术前用抗胆碱药阿托品 0.5 毫克、甲氧氯普胺（胃复安）10 毫克，有一定的镇吐作用。

（2）防止麻醉诱导时胃内压升高，面罩加压给氧时，托起下颌，仅轻轻加压给氧。

（3）可选用半清醒插管，无呕吐的患者选用头高位。喉头高于贲门30~40厘米，用拇指和食指压迫环状软骨，完成气管插管后，即将气管导管套囊充气，再松开手指，选用诱导平衡、作用迅速的静脉药。对估计插管高度困难者更应该保留自主呼吸。

（4）要在患者完全清醒，肌张力、吞咽及咳嗽反射完全恢复，并采用头低脚高位，头偏向一侧，吸尽分泌物后拔除气管导管。

（5）用纳洛酮拮抗大剂量麻醉镇痛药后，可能产生戒断症状，如恶心、呕吐、血压升高等，尽量在手术结束前1小时停用麻醉性镇痛药。

战伤患者"保通畅"

在和平年代的中国，可能"战争"是一个很难再提起的话题。虽然我们的国家是远离战争的，但是仍有一些国家和人民处于战争的水深火热之中。因此，我们不常见的战争伤可能就会出现在别的国家，还是让我们来了解一下"战伤"的麻醉手术的一些情况吧。

（1）战伤患者麻醉前评估和处理

1）致伤特点：突发性、伤情复杂严重、致伤因素多样。

2）血容量的评估与补充：对出血量和失液量进行评估，然后输血补液，维持循环的稳定，使患者可以耐受麻醉和手术。

3）麻醉前处理一般包括动静脉的穿刺、输血、输液、供氧、监测血压和心电等。

4）呼吸道的管理：维持呼吸道通畅，病情严重的患者应及早做气管插管或气管切开。对饱胃进行处理，预防误吸。

5）早期镇痛。

（2）战伤患者的麻醉

1）麻醉前应镇静镇痛，但应慎重，以免引起呼吸抑制。

2）根据受伤部位、程度以及手术方式选择麻醉方式，要做到效果确切、安全范围大、对术后影响小。

3）不同部位的创伤要根据其特点而进行相应的麻醉处理。

4）术中监测各项生命指标，监测肾功能、肠胃功能、肝功能、心脏功能。

嗜铬细胞瘤麻醉风险大

嗜铬细胞瘤主要见于肾上腺髓质，其他含有嗜铬细胞的组织如交感神经节、肠系膜下静脉等也有可能发生。内源性儿茶酚胺分泌增多是基本生理变化，由此可产生一系列的生理变化，主要以心血管系统的改变为主。主要表现为阵发的高血压。长期的恶性高血压可继发心肌劳损、冠状动脉供血不足、肾功能障碍、视网膜炎、糖尿病等。手术前精神紧张、手术中的创伤刺激、肿瘤部位的挤压等均可能诱发儿茶酚胺的释放，出现严重的高血压，或者心力衰竭、脑出血。而一旦肿瘤血流完全阻断后因为儿茶酚胺的急剧下降又会出现完全相反的结果，表现为严重的低血压等循环紊乱。循环功能的这种急剧变化是麻醉与手术危险性的根本原因，如处理不当患者常因此而死亡。

手术前的准备以降低末梢血管床的压力张力、控制高血压为主，同时在外周血管张力缓解的情况下补充血管容量，以便使因为血管痉挛引起的体液相对不足得以纠正和改善，也可以对肿瘤切除后儿茶酚胺分泌骤降的低血压有一定的作用。术前用药可以缓解患者的紧张焦虑，镇静抗焦虑的药物有苯二氮䓬类的咪达唑仑、地西泮等，同时减少可能导致交感神经兴奋的药物比如阿托品，可选择其他药物代替。

嗜铬细胞瘤的麻醉方式的选择因人而异。但是麻醉原则都是一样的，维持循环稳定、避免缺氧和二氧化碳的蓄积。同时需要注意与嗜铬细胞瘤切除过程中相关生理变化导致的合并症，如高血压危象、严重低血压、心律紊乱以及低血糖。

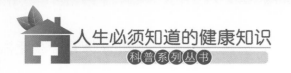
甲亢患者"降代谢"

甲状腺机能亢进的患者，一般会感到怕热、多汗、易激动、消瘦、心慌等。麻醉医生通常会在手术前一天访视您，了解您正在服用的药物及效果如何，并叮嘱您及时服药，以便您的病情得到较好的控制。得到控制的一般临床标准是：基础代谢率 ⊁ ±15%、心率 ⊁ 90 次 / 分、不多汗、手不颤抖等，这样有利于保证您手术中的麻醉安全。

重症肌无力患者"保呼吸"

重症肌无力在普遍人群中的发病率为 1/7.5 万 ~1/2 万，可发生在任何年龄，但以青年女性和老年男性居多。表现为横纹肌无力、疲乏、日重暮轻，活动后加重、休息后减轻为此病的主要症状。眼肌、咀嚼肌，甚至全身肌肉都有可能受累，引起呼吸困难等致死性并发症。

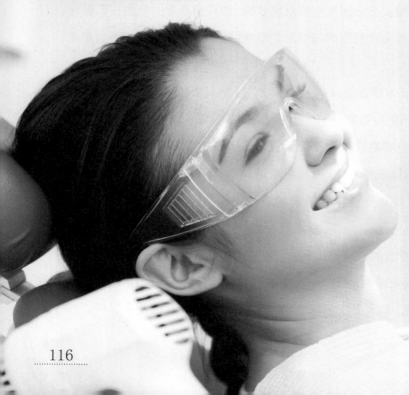

一旦患有重症肌无力疾病的患者或者隐性患者同时患有其他疾病，需要行手术治疗，则需要麻醉医生的谨慎处理。因为许多麻醉药品都会直接加重重症肌无力。安定、吗啡等镇静、镇痛药物也有一定的呼吸抑制作用。肌松剂能导致呼吸肌无力引起窒息死亡，即使在麻醉中也应谨慎使用，如有需要必须减量使用，术前应用激素和抗胆碱酯酶药物控制肌无力症状，减少膜稳定剂（奎宁、奎尼丁、乙酰内脲类、普鲁卡因胺等）应用，为手术创造条件，巩固疗效。手术前后注意重症肌无力危象发生。一旦发现重症肌无力危象的患者术后给予重症监护并根据病情留置气管插管，应用呼吸机进行人工辅助呼吸。加强呼吸道管理，保持呼吸道通畅，防止肺部感染是预防和抢救重症肌无力的关键。

小儿麻醉不一样

为什么说小儿麻醉跟成人麻醉是不一样的呢？首先，说到小儿的麻醉，很多家长担心麻醉或麻醉药物会影响小儿的智力发育，其实这样的担心大可不必。根据目前国内外资料显示：没有证据证明，当前所使用的麻醉药物及方法对儿童的健康、智力有害。孩子的笨和聪明均与脑有关，脑细胞的活动必须有充足的氧气与糖原，如果有呼吸、循环障碍就会造成脑细胞缺氧，倘若脑细胞停止供氧5~8分钟，就会严重影响脑细胞的代谢，影响脑功能，甚至造成难以挽回的后果。因此，要回答麻醉会不会影响小儿智力，首先要分析麻醉后会不会有脑缺氧？小儿常用的麻醉方法有四种：基础麻醉，指术前先用镇静药，然后用局麻或神经丛阻滞麻醉；部位麻醉，包括椎管内麻醉和各种神经丛阻滞麻醉，这两种麻醉只阻碍神经干或神经纤维的传导，起到区域麻醉作用，麻醉过程中神志是清楚的，因此智力不受影响；全身麻醉，所谓全麻是吸入了麻醉药或静脉内注入麻醉药后，抑制大脑皮质，使小儿暂时失去知觉，在无痛觉安睡的情况下保障各种手术的完成。全身麻醉过程中，病儿的呼吸由机器控制，供氧得到保证，一切生命指标如血压、心跳均在正常范围，不影响呼吸及循环功能，不会引起脑缺氧。在全身麻醉过程中，虽然小儿失去意识，但麻醉过后，小儿逐渐清醒，一切恢复正常，如同睡了一觉醒来，对小儿智力也没有影响；低温麻醉，一般用于小儿心血管手术。此麻醉需阻断循环，并使体温下降，

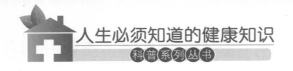
小儿的呼吸、循环用人工心肺机代替,使代谢保持最低水平。曾对这些小儿手术前、后做智能测试对比,发现手术前、后的智商并无明显区别。接受麻醉后手术的小儿,记忆力正常,学习成绩并不下降,因此家长对麻醉的顾虑是不必要的。

在此提醒家长切不可将术后恢复期患儿反应迟钝,误认为是麻醉药物对智力的影响。因为,小儿代谢率低,排泄功能差,加之术中储存于脂肪、肌肉等组织的麻醉药物在术后向血液中"二次分布",患儿血液中仍残留一定麻醉剂,表现出术后恢复期表情淡漠、反应迟钝。该现象是麻醉药物正常代谢过程,无须多虑。

可能有人说:"某某孩子是因为手术麻醉而变傻的。"对这种情况要做具体分析。刚才说了,人的脑细胞活动是和氧气紧密相关的,在麻醉或手术中,往往由于患者呕吐,舌后坠堵塞呼吸道,喉痉挛导致窒息等都会突然发生脑缺氧。术中心跳骤停、大出血、失血性休克也会发生脑缺氧,不及时抢救,就会引起不良后果。这些都是麻醉中可能出现的意外,而不能简单地认为是使用麻醉药物引起的。饱食后的患儿容易因呕吐误吸而发生呼吸道堵塞,引起脑缺氧,患儿术前4~6小时应禁食禁水。

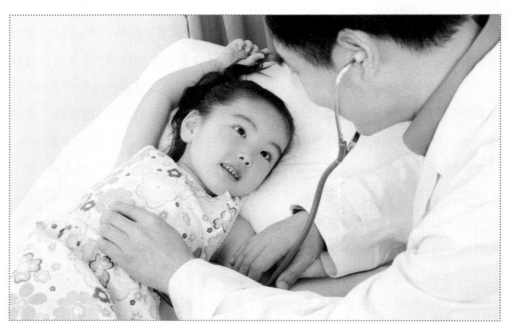

当然，麻醉药作为一种药物也有一定的副作用，需要麻醉医生认真选择适应证，掌握好药物剂量，扬长避短，安全使用，但药物本身是不会影响小儿智力的。

其次，小儿门诊手术是否需要麻醉，这也是需要探讨的话题。一般认为50~55周的小儿不适宜选择门诊手术。对于需要门诊手术治疗的儿童，术前常给予一些术前用药，术中常需给予基础麻醉或静脉全麻药物，以减少疼痛及恐慌引起的应激反应。应激反应是一种全身适应性反应，是机体受到强烈刺激后出现的以交感神经兴奋和下丘脑－垂体前叶－肾上腺皮质分泌增多为主的一系列神经内分泌反应，以及通过神经递质和激素与免疫系统的相互作用而引起的各种机能和代谢的改变，如果反应过于强烈和持久，可对机体造成损害。

有研究表明，婴幼儿的伤害传导通路在孕期就已发育完好，手术时对疼痛和刺激的内分泌反应要比成人强 3~5 倍，所以在成年人出现的应激反应在小儿均可见到。主要表现有：交感－肾上腺髓质系统兴奋，儿茶酚胺可增加四倍，有时可诱发心律失常，还可引起肺动脉高压，在已有肺动脉高压者死亡率增高；代谢增加，氧耗增加，表现为高血糖、乳酸、丙酮酸盐增加，脂肪蛋白分解增加；免疫抑制，手术后细胞和体液免疫均受抑制，抑制程度与年龄呈负相关，与创伤大小呈正相关；体外循环手术病儿 C3a、白介素、TNF 增加。

围术期的充分镇静和镇痛能显著减轻应激反应。为避免小儿恐惧和哭闹不安，在进入手术室前一般需要对其进行术前镇静。一般而言，6 个月以下的婴儿通常不予以术前镇静用药，10~12 月龄的婴儿必须给予镇静药，对于初学走路的幼儿和学龄前儿童通常使用镇静药。儿童对针较反感，因此口服或直肠用药更普遍。经口、鼻或肛门等途径给药，可适当加大剂量，以达到安静地离开双亲、充分镇静和诱导平顺。阿片类药能降低疼痛刺激所致的神经内分泌反应，可以减少术后患病率和死亡率；硬膜外、脊麻或区域麻醉能阻滞伤害刺激上传，至少与阿片类药有同等的效应，特别是下半身阻滞效果可能更好，由于除神经传导通路外还有体液途径，因而不可能达到完全阻滞。术后镇痛对减轻应激反应十分重要，因应激反应一般持

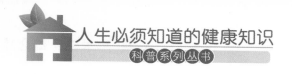
续到术后较长时间。

另外，麻醉诱导时允许父母在场变得日益普遍。一项非正式调查表明，有50%的儿科麻醉医师允许诱导时父母在场。研究表明，若父母镇定且具支持力，诱导前与诱导期烦乱的儿童数会减少。然而，适当的选择加上对父母的教育很关键，父母们应该知道下一步会发生什么，并且在麻醉医师要求时能立即离开。麻醉医师不应鼓励过度焦虑或歇斯底里的父母诱导时在场，因为他们会增加儿童的焦虑。

再次，关于小儿的术前禁食禁水问题也是跟成人有所不同的。因为要求术前禁食水，加之做完手术后也不能吃饭喝水，很多家长担心小孩饿的时间太长会受不了，在术前偷着给孩子喂食；另外，一些家长为了讨好医生，自愿延长禁食时间，认为禁食时间越长，对自己孩子的手术会带来好处。出现了这两个极端，那么这些做法是否可行，到底有哪些危害呢？

术前禁食的目的一是最小限度减少患儿胃容量及胃酸的含量，防止麻醉诱导时及围术期中出现胃内容物反流而导致肺误吸的风险；二是禁食后仍应尽量保持血管内的容积，维持血流动力学稳定；三是维持患儿血糖的浓度，特别是新生儿及小婴儿保持他们有限糖原的储存，防止低血糖的发生；四是减少因禁食所带来的不适

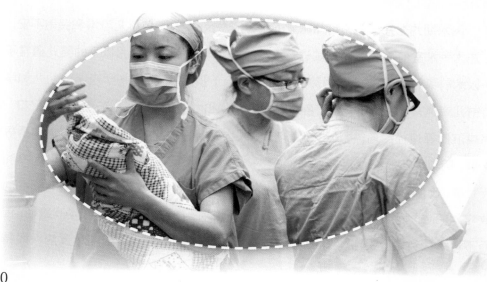

感,如饥饿、恶心呕吐、易激惹等,使患儿舒适、家长满意。因而禁食的时间不能过短,也不宜太长。禁食时间过短容易出现麻醉中的呕吐、反流和误吸,长时间的禁食可能会引起脱水及低血容量、低血糖、代谢性酸中毒和患儿的不适。另外,对于脱水的小儿,外周静脉穿刺变得更加困难。对于拟接受择期手术的患儿,常规要求术前8小时禁食固体食物并禁奶,1~5岁的小儿可在临麻醉前6小时进少量清淡液体,新生儿~1岁婴儿可在临麻醉前4小时进少量清淡液体。

目前一些学者认为禁食时间可以缩短,建议的禁食时间是:6个月以内婴儿,麻醉前6小时禁食固体食物并禁奶,麻醉前2小时还可进糖水或果汁;6~36月小儿麻醉前6小时禁食固体食物并禁奶,麻醉前3小时可进糖水或果汁;36月以上小儿麻醉前8小时禁食固体食物并禁奶,麻醉前3小时可进糖水或果汁。

研究表明,标准禁食和允许喝清流质(水或不含果肉的果汁)至麻醉诱导前2~3小时,可以降低脱水和低血糖的发生机会,并有助于诱导平稳而不增加反流误吸机会。清流质只需10分钟左右即可从胃排空。缩短禁食时间对健康小儿来说可以改善血流动力学和新陈代谢,而且临床研究中并没有发现提高误吸的发生率。以前建议择期手术患者在灌肠以后禁食6~8小时,但手术室中时间的耽搁常使小儿处于脱水和低血糖的危险。如因手术延迟使禁食时间过长,术前应静脉输液。对于急症患儿,视具体情况禁食,但均以饱胃对待。

小儿呼吸道的"瓶颈"特点及在麻醉中的"安全护航"地位:全身麻醉是小儿手术最常用的麻醉方法,呼吸管理则是小儿全麻管理的重点。在小儿外科手术中,浅表的小手术可在非气管插管全麻下进行,但时间较长的手术,危重、饱胃及肠梗阻患儿手术,头面部或呼吸道手术,胸腔及腹部手术,以及俯卧位、侧卧位手术,多需要在气管插管下实施。因此,为建立有效气道并保障通畅,减少麻醉意外与并发症,避免麻醉管理失误,保证小儿围术期的安全,需要着重了解小儿呼吸道的特点:新生儿、小婴儿头颅大,颈部细软,头部易转动方向,不易固定,面罩通气以及喉镜显露声门较为困难,同时有可能无意中使用成人托下颌的手法而使你的手指把气管压扁了，造成面罩通气困难；鼻腔狭窄、仰卧位时患儿多经鼻腔呼吸，头侧静脉回流欠畅，很容易引起鼻黏膜水肿、分泌物阻塞而导致通气障碍；个别患儿舌体大，很容易贴近软腭及咽喉壁，造成口腔通气障碍，这就是为什么我们有时在面罩通气过程中看不到胸廓的抬动，反而出现氧饱和度的下降。此时，不妨把患儿的口张开，推开紧贴软腭及咽喉壁的舌体。同时大舌和小口也妨碍喉镜显露声门；会厌呈倒"V"或倒"U"字形，喉镜显露喉头时，会厌易遮住声门，导致插管较为困难，若刺激会厌时间过长，易致水肿，更易阻塞声门，致使拔管后出现呼吸困难；喉头呈漏斗型，喉头最狭窄的部位在环状软骨处，在气管内插管时，导管虽可插入声门，但稍粗则难以通过环状软骨狭窄处；小儿气管导管较柔软，易弯曲，气管内插管建立后，术中稍有不慎导管易在口腔内弯曲、打折，甚至脱出声门（尤其是头面部、颈部及呼吸道手术），有时不易被及时发现，故更应予以重视；新生儿与婴儿总气管短，仅为 4.0~4.3 厘米，加之无牙齿依托，固定导管较难，因此气管内插管后其管尖很难处于最佳位置，稍深则刺激隆突或进入支气管，稍浅则容易脱出；小儿新陈代谢旺盛，唾液及呼吸道分泌物较多，即使气管插管建立后，也可由此而引起呼吸道阻塞。

由此可见，小儿从口腔、咽腔、喉腔至声门这段径路如同"瓶颈"，若不加以注意或掉以轻心，则可发生呼吸危象。因此，在小儿麻醉中，呼吸管理最为关键，掌握了正确的呼吸管理，无疑铺就了围麻醉期的安全径路，也就把握了生命。

说完了小儿麻醉和成人麻醉的不同，再说说小儿全麻装置是如何选择的。首先，全身麻醉是小儿麻醉最常用的方法，而呼吸管理在小儿麻醉安全中最为关键。除小手术可在面罩紧闭法吸入麻醉、静脉或肌肉麻醉下完成外，较大手术以及重危病儿、婴儿、头颈、胸部以及腹部大手术，俯卧位、侧卧位手术的麻醉均应行气管插管，以保证呼吸道通畅，便于呼吸管理。此外，气管插管后还能减少呼吸道无效腔，便于应用肌松药等，优点较多。而婴幼儿的生理无效腔量较小，麻醉环路中无效腔量的增加无疑会使整个呼吸环路的无效腔量大为增加，导致环路中呼吸气体的大量重复吸入，所以在选择小儿麻醉装置时须使无效腔量保持在最低水平，也可以说，小儿全麻装置的选择与麻醉安全息息相关。

下面我们简单介绍几种常用的小儿呼吸装置。

Rendell-Baker-Soucek 面罩专为婴儿设计，无效腔量小。AyreT 管装置结构简单，无效腔量减为最低水平，且无活瓣，对呼吸阻力小，当气体流量是病儿分钟通气量的 2.5 倍时，可避免重复吸入。AyreT 管主要供自主呼吸时使用，但因所需的新鲜气体流量大，又无排气系统，可能导致麻醉气体的浪费，并污染环境。Jackson Rees 改良了 AyreT 管，在其开放端加一储气囊；使 T 管也可用于控制呼吸，每分钟新鲜气体流量为 1000 毫升 +100 毫升 × 千克体重，可确保无重复吸入，这个改良的系统已成为 10 千克体重以下的小儿常用的呼吸环路。婴儿因气道阻力相对较大，一旦气管插管，最好选择机控呼吸。对于一些需频繁施行麻醉的病儿（如烧伤换药、放射治疗），可用喉罩通气道保持呼吸道通畅，可避免反复气管插管。有先天性小颌、舌下坠、腭裂的 Pierre-Robin 综合征患儿，气管插管困难，也可用喉罩通气道维持麻醉。喉罩通气道在不进行气管插管的情况下，保持呼吸道通畅，并可进行控制呼吸，是小儿麻醉有用的方法。但食管过短、肠梗阻及体位不当者不适用于喉罩通气，否则会导致胃扩张及反流。

最后我们说一下小儿呼吸道异物的麻醉处理：呼吸道异物是指喉及喉以下呼吸道的异物，常发生于 1~3 岁小儿。这一年龄段小儿由于大脑发育不健全，吞咽与呼吸间调节不完善，且常因好奇将小的东西放入口中，又缺少磨牙把固体食物研碎，在进食时哭、笑、喊叫而致食物或其他异物吸入呼吸道。此外，在呕吐、麻醉、中毒或患有神经系统疾病、咽喉反射受抑制时，也可造成这种意外。

呼吸道异物是儿童较常见的意外急症，也是引起幼儿死亡的常见原因之一。异物进入呼吸道后非常危险，如不及时送治，可造成幼儿突然死亡。或因诊断不及时，导致支气管炎、支气管扩张、肺气肿、肺不张、肺炎、肺脓肿等严重合并症。异物取出术最好在 24 小时内实施，以减少继发性的肺炎或其他并发症。喉、大气管的异物比小支气管的异物病情更严重，死亡率高，常需紧急手术。

　　该手术麻醉风险高, 难度大, 常见的意外和并发症有: 缺氧: 异物吸入后, 呼吸道阻塞, 黏膜水肿, 出现呛咳、呼吸困难及恐惧, 且麻醉医生与手术医生共用气道, 使患儿有不同程度的缺氧, 以致呼吸、循环功能明显紊乱。主要表现为明显缺氧发绀, 心率加快。术中如血氧饱和度 (SPO$_2$) 高于 90% 则无须处理, 如果低于 90% 则需暂停手术, 应立即将支气管镜退至总气管, 充分供氧, 必要时采用麻醉机控制或辅助呼吸, 保证机体氧供。喉痉挛: 术中如果麻醉过浅, 患儿则会因异物尚未取出或气管镜在气管内的刺激, 使呼吸变得更为急促, 心率增快, 发生呛咳、喉痉挛。若发生喉痉挛, 应立即停止手术操作, 加深麻醉, 并用面罩加压给氧, 同时静脉给予地塞米松。喉水肿: 发生喉水肿的原因主要是手术操作刺激太剧烈或操作时间过长。凡取异物超过 30 分钟以上者, 均有喉及声门下黏膜水肿的可能。术者置入气管镜时动作应轻柔, 术中尽早应用地塞米松, 手术结束后吸净分泌物, 面罩吸氧, 留手术室观察, 待生命体征平稳, 自主呼吸满意, 吸入空气 SPO$_2$ 能维持在正常范围 (≥ 95%) 方可离开手术室, 送返病房应及时治疗, 给予激素静脉注射, 必要时行预防性气管切开。心跳呼吸停止: 由于缺氧导致迷走神经的应急反应性增高, 在咽喉、气管遇到刺激时, 易激发反射性的心跳呼吸停止。因此在置镜前尽量充分供氧, 以提高机体对置镜或操作所致缺氧的耐受性。如发生心跳呼吸停止, 立即心肺复苏。此类患儿对缺氧耐受差, 且该手术操作占用呼吸道, 使麻醉中气道控制难度增大, 因而保障氧气供给、维持 SPO$_2$ 是手术成功的关键。理想的麻醉应是患儿安静, 不挣扎, 呼吸通畅, 下颌松弛, 麻醉作用强, 诱导和苏醒快, 最大限度地抑制咽喉及气管对置镜的不良反射, 手术才能顺利进行。

　　麻醉诱导前应充分吸氧, 完善表麻, 诱导不宜应用肌松药, 以防面罩加压通气改变异物位置及气管镜放入困难带来的通气障碍。目前多采用全凭静脉麻醉, 咪唑安定可产生良好的镇静, 芬太尼可减少气管镜带来的心血管反应, 氯胺酮有防止支气管痉挛作用, 利多卡因 1 毫克 / 千克体重有一定的抑制呛咳反射作用, 可用于辅助麻醉, 异丙酚苏醒快, 副作用少, 可酌情用于麻醉诱导和维持。总之诱导期麻醉不宜过浅，以利于放入气管镜和减少心血管反应。气管镜放入后可适当加深麻醉，并以喷射通气控制呼吸。手术多将气管镜伸入一侧支气管，阻塞健肺，易加重缺氧，应及时与术者联系，间断将气管镜退至主气管，充分通气后再行操作，术者也应尽量缩短手术操作时间，以避免缺氧的发生。

孕妇麻醉"想胎儿"

大家都知道，女性在怀孕期间是比国宝还珍贵的。按常理，怀孕期间不应进行任何择期手术，以避免没有必要的药物作用于胎儿，减少畸形和流产的发生率；产后六周只能行输卵管结扎术以解决怀孕导致的生理改变。但是难保怀孕期间会因为突发的情况出现这样那样的问题。如果女性在妊娠期间遇到意外急症事件需要接受手术和麻醉时，该如何处理呢？

资料显示，在发达国家有 1%~2% 的妊娠妇女在妊娠期间因为非分娩手术而接受麻醉。阑尾炎、卵巢扭转和外伤是最常见的手术适应证，偶尔也有妊娠期间接受心脏和神经系统手术。为了母体和胎儿的安全，麻醉医生必须熟悉妊娠期三个阶段的生理和药理变化特征，这些变化可引起母体和胎儿在麻醉中发生意外。麻醉医生在为这类患者施行麻醉时，应力求做到：使母体维持正常或最佳生理状态；使子宫－胎盘血流和氧供维持正常或最佳状态；避免不必要的药物作用于胎儿；避免刺激子宫肌层（催产效果）；避免全麻术中知晓；可能的话使用局部麻醉。

妊娠分早、中、晚三个阶段，妊娠

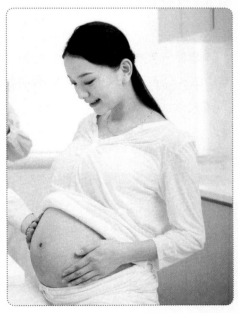

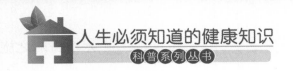
12 周末以前为早期妊娠；13~27 周末为中期妊娠；28 周以后为晚期妊娠。在各个阶段孕妇的生理改变及对手术的耐受是不一样的。在妊娠 6~8 周，心脏、血流动力学、呼吸、代谢和药理学指数均发生了变化，随着分钟通气量和氧耗增加、氧储备减少，孕妇更容易出现缺氧，在易损期应持续给氧以保证氧合。

妊娠 20 周以后，主要危险是主动脉和腔静脉受压，部分孕妇可因此导致妊娠仰卧低血压，这种影响可以在局麻或全麻对机体代偿机制抑制后更明显。其只能通过侧卧位有效地避免，也可通过人工使子宫移动而降低其影响。腔静脉压迫导致硬膜外静脉丛扩张，可增加区域阻滞时药物入血的危险。硬膜外间隙的缩少，可导致孕妇实施局部阻滞时平面过度扩张。此阶段，孕妇常因为促凝因子增多而呈现高凝状态，因此预防血栓非常重要。

在妊娠晚期，需要实施外科手术前常推荐进行剖宫产。可能的话手术应延迟 48 小时，以便使用甾类激素治疗促使胎儿肺成熟。最好在局部麻醉下进行剖宫产术，然后在全麻下实施限期外科手术。分娩后的麻醉应以满足特定手术为标准，避免使用吸入麻醉剂或仅使用小剂量（< 0.5MAC），复合催产剂以降低子宫乏力和出血的危险。

需要行手术治疗的妊娠妇女，如可能，手术应推迟到妊娠的中期（4~6 月）进行，但对于急诊手术则无法考虑妊娠时间而必须进行，主要目的是挽救母体生命。

老人麻醉要当心

随着社会的发展，我国人口的平均寿命在不断延长，目前我国已接近进入老龄化社会（60 岁以上老人占人口的 10% 以上）。健康地度过晚年是老年人的普遍愿望，老龄人口的增加必然导致老年人因病就医而需手术治疗者的人数增多。那么对于老年患者的麻醉，存在哪些风险，如何来选择麻醉方法呢？我们首先来了解一下老年人的心肺系统、肝肾系统及神经系统的特点：

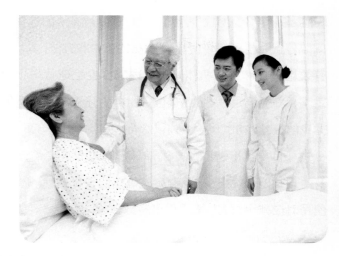

（1）心血管系统：老年人血管壁增厚，弹性下降，对血流的阻抗增加，收缩压、脉压增加；心功能降低，心排量减少，舒张功能障碍，易发生慢性房室传导阻滞和期前收缩。如术前已并存高血压、冠心病、心律失常和心肌缺血等，则术中和／或术后很难使循环维持稳定。

（2）呼吸系统：老年人胸壁僵硬、呼吸肌力变弱、肺弹性回缩力下降和闭合气量增加，呼吸功能降低，在应激时易发生低氧血症、高二氧化碳血症和酸中毒。在围术期应注意监测和维护呼吸功能，防止呼吸并发症和呼吸衰竭的发生。肺部感染常是术后导致死亡的重要并发症。

（3）肝肾代谢系统：老年人的肝肾对一些麻醉药物的清除率降低，半衰期延长。

（4）神经系统：老年人中枢神经系统呈退行性改变，脑体积缩小，储备功能降低，脑细胞对葡萄糖的利用能力和脑细胞胞浆蛋白合成能力下降，神经递质减少，对多巴胺受体的亲和力降低。周围神经系统的神经纤维数量减少，传导速度减慢，各种躯体自主活动从指令意识产生到开始出现动作的时间延长。自主神经系统反应速度减慢，反应强度减弱，如压力反射反应、冷刺激的血管收缩反应和体位改变后的心率反应均启动较慢，反应幅度较小，不能有效地稳定血压。另外，自主神经系统的自我调控能力差，如使用能降低血浆儿茶酚胺水平或能破坏终末靶器官功能的麻醉药，或采用迅速阻滞交感神经的麻醉技术如蛛网膜下腔阻滞或硬脊膜外腔阻滞，都很可能导致低血压。

鉴于老年人以上这些生理特点,麻醉方法的选择应首先选用对生理干扰较少、麻醉停止后能迅速恢复生理功能的药物和方法;其次,在麻醉和手术实施过程中能有效地维持和调控机体处于生理或接近生理状态(包括呼吸、循环和内环境的稳定),并能满足手术操作的需要;再者还应实事求是地根据麻醉医师的工作条件、本身的技术水平和经验,加以综合考虑。常用的麻醉方法有:

(1)局部麻醉　局部浸润麻醉对老年患者最大的好处是意识保持清醒,对全身生理功能干扰极少,麻醉后机体功能恢复迅速。但老年人对局麻药的耐量降低,使用时应减少剂量,采用最低有效浓度,避免局麻药中毒。常用于体表短小手术和门诊小手术。

(2)神经阻滞　常用于颈部手术的颈神经丛阻滞,用于上肢手术的臂神经丛阻滞,其优点与局麻相似。要达到麻醉安全、有效,防止并发症发生,关键在于技术熟练,穿刺、注药准确,局麻药的剂量要比青年人减少。

(3)椎管内麻醉　椎管内麻醉对循环和呼吸容易产生抑制,而老年人的代偿调节能力差,特别是高平面和广范围的阻滞,容易出现明显的低血压,因此阻滞的平面最好控制在胸8以下,以不超过胸6为宜。麻醉平面越高,对呼吸、循环的影响越大。

(4)全身麻醉　对老年患者全身情况较差、心肺功能严重受损以及并发症复杂的,普遍采用全身麻醉,上腹部手术一般认为全身麻醉较椎管内麻醉更为安全。为减轻心脏负荷、改善冠脉血流,或者为了减少全麻用药量、减轻全身麻醉药对机体的不良影响,采用全身麻醉与神经阻滞或硬膜外阻滞联合应用,取得良好效果,只要掌握得当,麻醉药物剂量相宜,麻醉和手术过程一般均较平稳。

事实上任何一种麻醉方法都没有绝对的安全性,对老年患者而言,也没有某种固定的麻醉方法是最好的,选择的关键在于对每种麻醉方法和所用药物的透彻了解,结合体格状况和病情加以比较,扬长避短,才有可能制订最佳的麻醉方案。

麻醉期间的
输血、输液

麻醉期间为什么要打点滴

（1）人体总的来说是由大量的液体以及大量的细胞组成。细胞生存于液体环境中，因而液体的成分，量及动力学的变化直接影响细胞的生存环境。而要准备手术的患者在术前要禁食、禁水。同时，术中还有出血等问题，故内环境紊乱是十分容易发生的。因此围术期补液对维持患者机体细胞生存环境的平衡是十分重要的。

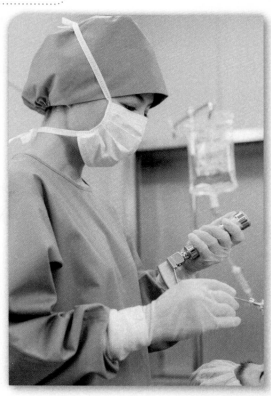

（2）手术前静脉液体的建立是为了在全麻手术中方便麻醉医生通过静脉给药，因此，液路是不得不建的。当然，其他的麻醉也需要建立液路，主要也是为了方便静脉给药，以及如

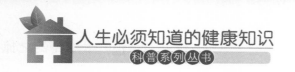
果患者在术中出现什么意外情况时，可以迅速实施抢救。要知道静脉给药的效果是最快的，如果不及时建液路，等到出现意外时再建立会耽误抢救时间的。因此说手术室内的输液是必须也是必要的。

"大手术"的患者为什么要做中心静脉穿刺

中心静脉压（CVP）主要是监测心脏的前负荷，即容量负荷。由于心血管外科血容量的变化迅速而剧烈，CVP 是心血管外科体外循环手术的必备监测。对于某些较难放入肺动脉导管的患者，如先天性心脏病复杂畸形，可以先放入 CVP 导管，畸形矫正后通过外科医生协助，可以容易和安全地放入肺动脉导管。凡危险性较大或需要大量、快速输血补液的手术，如创伤、休克、胸腹部手术、肾衰竭、心功能不全等，CVP 监测可以随时指导调节输入量和速度。另外，CVP 导管可用于输液和补液，快速给予血管活性药物，或进行静脉营养。因此，一些较大手术或出血多的手术是需要做中心静脉穿刺的。

输液有风险吗

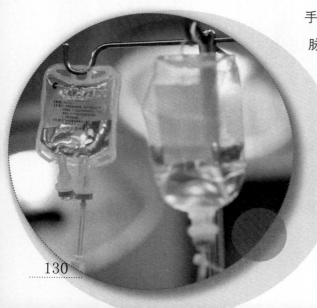

手术患者进入手术室后护士会马上进行静脉输液，必要时麻醉医生还会进行深静脉穿刺置管。手术及麻醉过程中开放液路主要有以下目的：补充血容量；输入麻醉药和其他药物；监测静脉压等。输液当然会有一些风险，比如过敏反应、静脉炎、穿刺部位感染等，但经过治疗和对症处理一般不会导致严重后果。

做手术需要输血吗

　　做手术通俗来讲就是开刀，开刀就有可能出血，那么出血后就要输血吗？虽然围术期的贫血会增加患者的死亡率，但输血会增加病毒性疾病的发生率。因此临床输血要权衡利弊。尽量做到以下几条：可以不输血的，尽量不要输血；可不输全血的尽量不输全血；可不输新鲜血的，尽量不输新鲜血；大力开展成分输血，做到有目的使用血液。

输血前需要了解什么

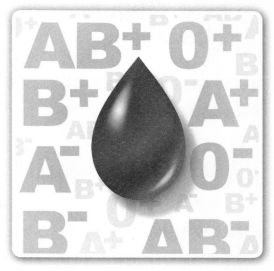

　　大家熟悉的且与输血密切相关的血型系统是 ABO 血型和 RH 血型。一般输血前要做血型鉴定，保证供血者与受血者血型相同。比较特殊的是 RH 阴性和 O 型血：RH 阴性的人输入 RH 阳性血液后（特别是多次输血），在其血清中可能出现 RH 抗体，若以后再输入 RH 阳性血，即可发生凝集，造成溶血性输血反应。O 型血也不可以随便输的。血型可以分 O 型、A 型、B 型、AB 型；而 O、A、B、AB 型还可以分 RH 阳性和 RH 阴性。例如 O 型 RH 阳性血是不可以输给 RH 阴性任何血型的，只可以输给 RH 阳性的任何血型。所以说 O 型血不一定可以输给任何人的。因 O 型血红细胞上没有 A、B 抗原，所以 O 型洗涤红细胞可以在主侧配型相合时，给 A、B、AB 型的患者输注。但是，O 型血的血浆中含有抗 –A、抗 –B，如果将含有 O 型血浆的红细胞制剂输入 A、B、AB 型患者的体内，将引起不同程度的免疫性溶血性输血不良反应。

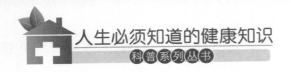

输血的不良反应有哪些

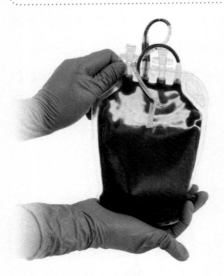

有的患者在输血后出现满脸疙瘩、发烧等症状，这就是常见的输血过敏反应。这些反应可能在停止输血、给予抗过敏的药后好转。但有的会出现过敏性休克，抢救不及时会导致严重的后果。溶血反应，这主要是因为所输血液的血型与受血者血型不相合引起的。这种反应的表现形式不一，轻者为发热，严重者可迅速死亡。由输血引起的其他反应虽不多见，但类型颇多，如出现全身性紫癜和血小板减少、异物输入所引起的空气栓塞和异物栓塞、过快和过量输血所引起的血循环超负荷、枸橼酸中毒、高血钾症、含铁血黄素沉着以及由输血引起的诸多传染病等。

亲属间可以互相输血吗

访视患者时说到手术出血多的话可能需要输血，经常有患者家属说"我们的血型一样，且身体较健壮，用我们的吧。"实际上亲属之间互相输血的风险性还是很大的。

首先，亲人身体的健康与否并不能根据日常表现评估。其次，近亲输血容易导致输血相关移植物抗宿主病。移植物抗宿主病在近亲间输血中的发病率远高于非近亲输血，父母、子女等一级亲属间输血的危险性更大，这种病的死亡率高达99%。

这是因为，输血就等于是用血者身体里来了许多"外来客"，非亲属之间的免疫淋巴细胞容易被识别、排斥。而亲人间的"外来客"由于面目相似，加之受血者免疫能力低下，不容易识别。而这些"外来客"趁机"鸠占鹊巢"，在受血者身体里分裂、增殖，然后向受血者的骨髓等器官发动攻击。

为了避免和减少这种疾病，亲属之间不能互相输血。在临床上输血时，用辐照血和滤除白细胞血，以消除这种危害。

什么是成分输血？与全血相比，有什么优点

成分输血是根据血液比重不同，将血液的各种成分加以分离提纯，依据病情需要输注有关的成分。优点为：一血多用，节约血源，针对性强，疗效好，副作用少，便于保存和运输。急性失血患者失掉的的确是全血，但补充的全血并不全。

手术前建立静脉通路有必要吗

许多患者及家属在术前都会说"我们做的是小手术，还扎针输液吗？"

作为麻醉医生的我们都有体会，手术有大小，麻醉没大小。手术前必须建立静脉通路，如果是全麻患者，需要静脉给药，液路是不得不建的，其他的麻醉也需要建液路，主要是为了方便静脉给药，如果患者出现了什么意外情况，可以迅速实施抢救，要知道静脉给药的效果是最快的，如果不建液路而等出现意外再建会耽误抢救时间的。

（本章编者：雷志礼 冯国辉 宁新宇）

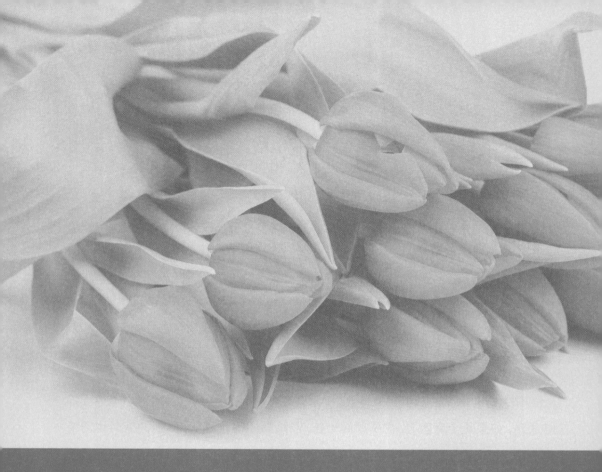

TASHANG KANGFU DE HUIGUI ZHILU

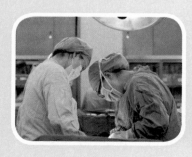

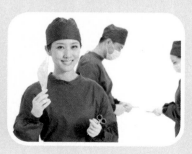

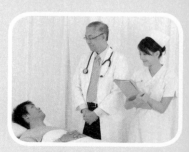

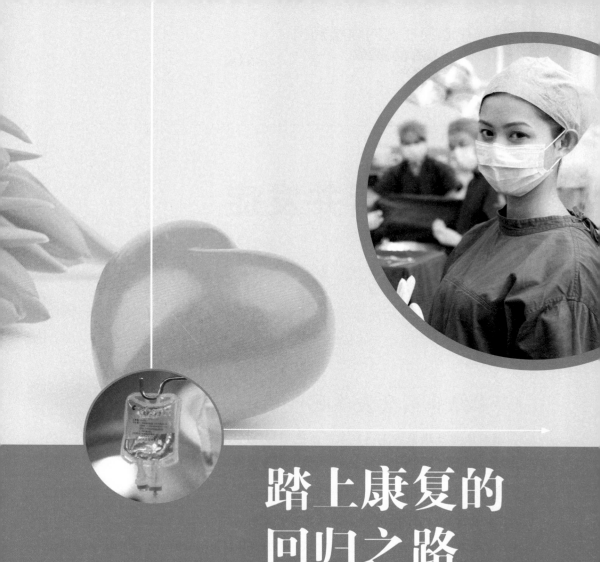

踏上康复的
回归之路

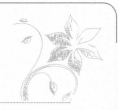

术后并发症

麻醉的药物您也了解了，在术中会发生的情况，您也知道了。为了您及您的家人在麻醉及术后能够得到更好的恢复，我们把关于麻醉术后恢复的相关知识、您所关心的术后问题和您所疑惑的术后难题，向您一一道来。

手术结束后会发生哪些事

随着危重疑难患者施行复杂手术的增加，手术的结束并不意味着麻醉作用的消失和主要生理功能的完全复原，再加上手术麻醉期间已发生的循环、呼吸、代谢等功能的紊乱未能彻底纠正，麻醉后仍有发生各种并发症的危险。手术后的患者仍需要由经过专业训练的医护人员在麻醉恢复室进行精心治疗护理，针对麻醉后常见的恶心、呕吐、疼痛、血压过高或过低等并发症得到及时处理，全麻患者必须完全清醒后，并且生命体征平稳后才能送至病房。对于病情危重需要手术后持续监护治疗者，必须送重症监护病房治疗。

手术结束后醒来时会是什么感觉

前面的知识告诉了我们术前和术中的感觉。这样就会有人问，那手术完了以后，麻醉醒来的时候都会出现什么感觉呢？下面我们就麻醉后会发生什么事，向您道来。手术结束后将患者送至麻醉恢复室恢复。一般全麻恢复时，由于麻醉药物的作用没有完全消失，您可能会觉得困乏；可能会有伤口疼痛或因为气管内插管造成的咽部不适；插尿管者可能因尿道刺激而有尿意，直接排尿即可。如果伤口疼痛，可要求医生给予相应的止疼药物进行处理。

为什么手术后要进麻醉恢复室

有人会问了，手术完了以后不是回病房吗？怎么会去什么恢复室呢？去恢复室干什么？有这个必要吗？是这样的，手术与麻醉都会在一定程度上扰乱人体的正常生理，特别是对那些术前一般情况较差、经受了全身麻醉或大型手术的患者。术后患者如存在麻醉未醒、呼吸循环功能不稳定等需要持续监护的情况，将被送入麻醉恢复室。麻醉恢复室内配备有专职医务人员及齐全的设备，能实施及时有效的监测及抢救，使患者顺利度过术后、麻醉后的不稳定时期，进一步保障患者的生命安全。

踏上康复的
回归之路

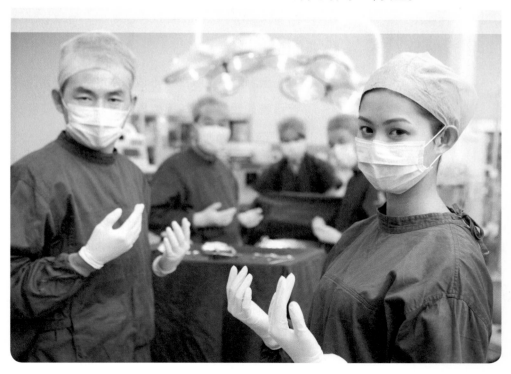

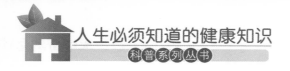
为什么医生会告诉我全麻插管时可能会损伤我的牙齿? 气管内插管跟我的牙齿有什么关系

只要是气管内插管就要经过口腔, 而口腔内的第一道防线就是您的牙齿。而气管插管的这个过程是需要麻醉喉镜经口腔将气管导管插入气管内。因此, 可能会出现以下几个方面的问题, 造成插管时对您的牙齿形成一定的损伤: 麻醉医生的操作不正确。使用咽喉镜时以门牙作为支点用力过大; 困难气管插管时容易发生损伤, 如患者不能张口、颈椎活动受限、舌体大、门齿外凸、颈短、小下颌等均属于困难气道; 老年人或有牙齿松动者。处理对策: 术前访视时应充分了解患者的牙齿特点、张口度、颈椎活动度等。正规操作, 采取减少牙齿损伤的方法和措施, 避免损伤牙齿。

有的人会问, 为什么全麻后我会有咽喉部疼痛的现象

全麻后出现喉部的不适和水肿主要是因为气管插管导致的。可能因为导管过粗、气囊过度充气或插管动作粗暴引起, 也可因头颈部手术不断变换头位, 使导管与气管及喉头不断摩擦而产生。一般对成人仅表现声音嘶哑、喉痛, 往往两三天后可自愈。但由于婴幼儿气管细, 环状软骨部位呈瓶颈式缩窄, 因此一旦发生喉水肿或声门下水肿往往会引起窒息而危及生命。所以说, 儿童的气管内插管关键在于操作时动作的轻柔和早期的预防, 避免插管后的喉部和声门水肿。如果

儿童一旦发生喉部及声门的水肿，应在严密观察的同时及时做出判断和处理。

具体处理方法：吸氧；蒸汽雾化吸入3次/日；应用激素治疗，如地塞米松2.5~10毫升；应用抗生素等预防继发感染；患者烦躁不安时可酌情应用适量镇静剂；当喉水肿进行性加重、呼吸困难明显、血压升高、心率加快、呼吸道梗阻时立即行气管切开术。

术后有哪些患者需要做雾化吸入治疗

雾化吸入是用雾化吸入器将配制好的药液蒸发成雾气吸入直接入肺，起到消炎、杀菌、刺激咳嗽预防肺炎、肺不张的作用，是其他抗生素通过静脉输液、肌肉注射所不可代替的一种治疗手段。胸部手术后卧床患者不能下地活动，发生肺炎的几率比其他手术患者要大，因此需要常规雾化吸入治疗，以改善肺功能和预防肺炎的发生，有助于术后早日康复。肺癌患者由于手术创伤所致的患者免疫功能下降，易造成肺部感染和因术后肺扩张不全引起肺不张，因此术后做雾化吸入治疗是必不可少的。

为什么有的患者在全麻手术后会出现身体上的不适和躁动不安

全麻术后患者不能按照指令行动，发生程度不等的不自主运动，可称为术后躁动，它是患者情绪反应和反射性对抗的表现。各种有害刺激是诱发和加重躁动的最主要原因，比如术后疼痛、气管插管刺激、尿管刺激、心理应激反应、术后麻醉药的残余作用或拮抗不当、制动不当等都是造成患者术后躁动的原因。一般在脑外科术后、骨科术后较多见。

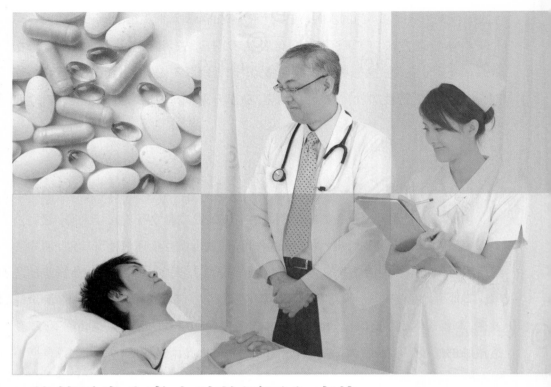

拔管后发生喉水肿的原因和症状有哪些？应如何处理

喉水肿的原因有很多主要是由于导管过粗、气囊过度充气或插管动作粗暴引起，也可因头颈部手术不断变换头位，使导管与气管及喉头不断摩擦而产生。一般对成人仅表现为声音嘶哑、喉痛，往往两三天后可自愈，然而由于婴幼儿气管细，环状软骨部位呈瓶颈式缩窄，因此一旦发生喉水肿或声门下水肿往往会引起窒息而致命。关键在于预防，一旦发生严密观察，积极处理。处理方法：吸氧；蒸汽雾化吸入3次/日；应用激素治疗，如地塞米松2.5~10毫升；应用抗生素等预防继发感染；患者烦躁不安时可酌情应用适量镇静剂；当喉水肿进行性加重、呼吸困难明显、血压升高、心率加快、呼吸道梗阻时立即行气管切开术。

全麻后为什么说不出话来，应该如何处理

　　这种说不出话来的现象也是因为气管插管对咽喉部造成的一些损伤所引起的。可能会因为导管过粗、气囊过度充气或插管动作粗暴引起，也可因头颈部手术不断变换头位，使导管与气管及喉头不断摩擦而产生。一般这种声音嘶哑、喉痛、说不出话来的现象对于成人，无须做任何治疗，往往两三天后可自愈。

全麻术后肺不张的原因有哪些?
应如何处理及预防

　　什么是肺不张? 所谓肺不张，就是肺不能像正常人的肺那样膨胀，影响呼吸。急性大面积肺不张常为手术后并发症，发生于上腹部手术、肺切除、体外循环心脏手术。术后发生肺不张，影响患者的手术后康复。

　　(1)发生原因: 大剂量镇痛药或镇静剂，以及麻醉期间高浓度氧吸入，敷料包扎过紧，腹胀以及身体不活动，使胸廓呼吸活动受限，支气管黏稠分泌物积聚都可导致肺不张发生。术后患者的伤口疼痛，不敢做深呼吸，从而影响咳嗽和排痰，导致肺不张。

　　(2)处理: 应消除造成急性肺不张(包括手术后急性大范围肺不张)的病因。咳嗽、痰吸引或物理治疗措施可缓解病情，鼓励患者继续翻身，咳嗽和做深呼吸。如上述措施无效，或患者不能配合做上述治疗措施，即应做纤维支气管镜检查，借支气管镜清除黏液栓或稠厚分泌物，使不张的肺得以重新充气。如果肺不张怀疑有感染，比如咳的痰黄色或黄绿色，则应根据该医院常见病原菌和药敏检测给予抗生素治疗。

　　(3)预防: 急性大范围肺不张是可以预防的，术前要听麻醉医生的指导才能保证术后更好地恢复。因为原有的慢性支气管炎、大量吸烟增加术后肺不张的危险性，故应鼓励术前1周停止吸烟。术后应少用止痛剂，因为此类药物抑制咳嗽反射。

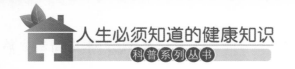

术后早期活动甚为重要，采取综合措施最为有效，包括鼓励咳嗽和深呼吸、吸入气雾支气管舒张剂、雾化吸入水或生理盐水使分泌物液化并易于排除。做好麻醉术前准备，是您早日康复的良药。

术中应用哪些麻醉药容易引起呼吸抑制？应如何防治

在很多患者眼中，麻醉只是保证术中不疼，其实麻醉的责任很大，是为手术保驾护航的。比如麻醉需用镇痛药减轻患者手术的痛苦，但大多数麻醉镇痛药都会引起不同程度的呼吸抑制，与药物的用量、患者的自身状况都有关系。一旦用完镇痛药后患者出现呼吸抑制，是件非常危险的事，而麻醉医生所要做的，就是给完药后，守在患者旁边，密切观察患者的呼吸及生命指征，一旦出现呼吸抑制，即采用相应的措施保持呼吸平稳，保证患者安全，确保手术能正常完成。

全麻术后为何会恶心、呕吐？可以预防吗

呕吐是很多人在全麻后常出现的情况，更是常见的并发症。其发生与患者情况、麻醉用药及手术种类有关。呕吐不仅使患者痛苦，也易致水、电解质及酸碱平衡紊乱，最严重的是误吸，因此，应努力避免发生。

患者若术前存在饱胃、肠梗阻、有呕吐病史容易发生；年轻女性、小儿是高发人群；应用吸入性全麻药和麻醉性镇痛药均可见呕吐的发生；胃肠道手术较其他手术发生呕吐多见。对于具有上述情况的患者，手术结束前给予适量昂丹司琼等抗呕吐药能明显减少呕吐的发生。

为什么会发生术中知晓

什么是术中知晓呢？术中知晓是指全麻患者在术后能回忆起术中所发生的事，并能告知有无疼痛的情况。术中知晓属于麻醉意外，是患者一种不愉快的经历，它可给患者带来不同程度的精神损伤，因此应避免其发生。为什么有的人会有术中知晓的情况发生呢？这是因为全身麻醉达到一定深度才能达到充分镇静、镇痛和肌肉松弛的要求，然而在一些老年、心肺功能差的患者及刺激小的手术，为了减少心血管不良反应和使患者苏醒迅速，麻醉医生偏爱于浅全麻，这就可能会出现镇静、镇痛不全的现象。但是随着医学的不断进步，麻醉监测手段越来越完善，通过监测脑电双频指数和听觉诱发电位，能及早对可能出现的术中知晓做出判断，这大大降低了术中知晓的发生率。

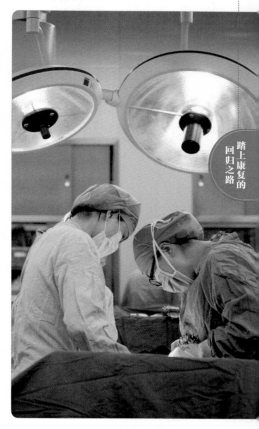

踏上康复的回归之路

为什么麻醉了还有感觉

"医生，为什么给我麻醉后，我还有感觉呢？"这是很多患者都会问麻醉医生的问题。其实除了全身麻醉，多数麻醉方法本身并不会影响意识，患者保持清醒，神经阻滞区域（已被麻醉部位）也并非没有了所有的感觉，触觉、压力及本体感觉等仍然存在，只是温度觉、痛觉等已消失。由于进入手术室后大多数患者都会有不同程度的紧张，麻醉医生一般会给予适当药物使患者镇静入睡，因此大家根本不需要担心。

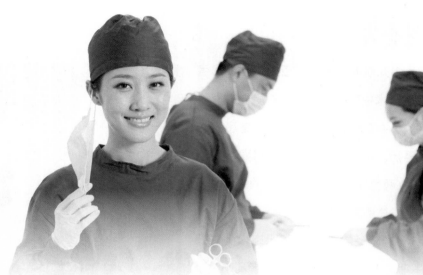

硬膜外导管折断残留在身体内怎么办

导管断在硬膜外腔，除非缠着神经根，一般没有什么特殊的症状，导管留在腔内一般不会有问题，无须特殊处理，如果要处理，就是开刀取出，患者损伤大，如果断得较长或者有症状就需手术取出了。为避免发生折断麻醉师要注意自己的操作，切忌在置管过程中将导管往外拔，不要抱有侥幸的心理，一定要将穿刺针一起拔出，再重新穿刺。

硬膜外麻醉因穿刺或置管操作引起出血应怎么办

硬膜外穿刺插管损伤血管出血虽然发生率很高，但一般都能很快停止出血。但如果患者有凝血机制障碍，或正在抗凝治疗，则可形成血肿，压迫脊髓而致截瘫。若发现麻醉作用持久不消退，或消退后又出现，同时腰背部剧烈疼痛，应警惕有无硬膜外血肿。应及早诊断，行椎板切开减压术，清除血肿。手术应在血肿形成后8小时内进行，如超过24小时神经功能很难恢复。

硬膜外麻醉因感染引起脓肿有什么症状？应如何防治

患者先有剧烈的腰背痛、寒战、高热，继而出现神经症状，起初是神经根受刺激引起的放射性疼痛，然后是肌无力和截瘫。预防：应严格掌握硬膜外禁忌证，有严重的全身感染或穿刺部位感染，禁忌硬膜外麻醉；穿刺时严格无菌操作。治疗：应予大剂量抗生素，并及早在出现截瘫前行椎板切开引流。

踏上康复的
回归之路

椎管内麻醉引起截瘫的原因有哪些？应如何防止

截瘫是由于神经损伤所致，一种为直接损伤脊髓或脊神经根，另一种为间接压迫脊髓或脊神经根，如血肿或脓肿压迫。为免除造成永久性截瘫，应早期发现和及时治疗。直接损伤脊神经根的治疗包括理疗、给予维生素、激素等对症疗法。硬膜外麻醉后发生感染而形成脓肿，其特点是背部疼痛，同时有神经根受刺激的放射性疼痛，脓肿部位的棘突有扣击痛和压痛，数日或数周后出现全身症状如头痛、畏寒、发热及白血球增多。在观察过程中应重视脊髓受压的早期症状和体征，如运动无力、感觉减退及括约肌功能障碍。椎管内造影有确诊价值。确诊后应及早做椎板切除减压术。硬膜外麻醉穿刺过程中和插入导管中常发生出血，但因此而发生瘫痪者却很少见。因血肿压迫而瘫痪者多与凝血功能障碍或抗凝治疗有关。其临床特点是麻醉平面不消失，或平面缩小后又扩大，并很快出现瘫痪症状。如怀疑有血肿压迫，应争取在6小时之内施行椎板切除和清除血肿手术，可望完全恢复，如超过72小时则预后不良。

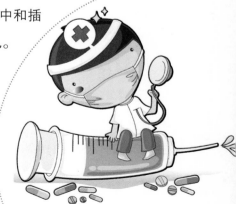

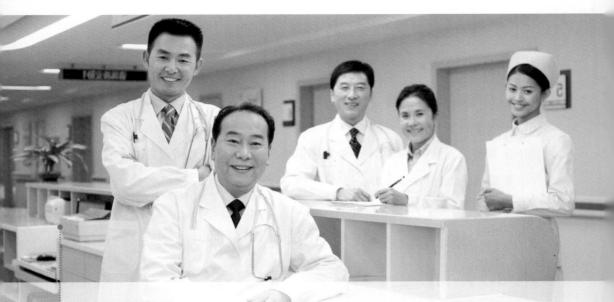

硬膜外麻醉后腰背痛是怎么回事

　　半身麻醉后的背痛发生率与全身麻醉相同，而且绝大部分可自愈。脊椎麻醉的药效通常在麻醉后两个小时开始减退，8个小时后才能完全恢复所有知觉。若能在麻醉后的6个小时保持平躺，且能起床后多喝水，慢慢下床活动，就不会有腰酸背痛的状况产生。半身麻醉针刺入的是脊椎间隙，即两节腰椎骨之间，主要是一些软组织，如肌肉、韧带、脂肪等，因为针头非常细（23~26G），可能会有类似肌肉注射的局部轻微肿痛，1或2天就可恢复，不会造成腰痛的后遗症。

为什么有些人在硬膜外麻醉后会出现头痛

　　硬膜外麻醉是穿刺成功后将局麻药注入硬膜外腔从而产生麻醉作用的麻醉方法。在穿刺过程中如果不小心刺破硬脊膜，就有可能产生硬膜外穿刺后疼痛，特别是用较粗的17G硬膜外穿刺针穿破硬膜，发生头痛的可能会大大增加。治疗包括卧床休息、足量输液和给予镇痛药，一般术后1~2周就会好转。

"腰麻"后头痛和
硬膜外麻醉后头痛是一回事吗

不是一回事。发生腰麻后头痛的几率高，年轻患者、女性、妊娠、慢性双侧性张力性头痛病史、既往有硬脊膜穿破后头痛病史、既往有意外穿破硬脊膜病史的患者发生率高，其中尤以低体重指数的年轻女性发生硬脊膜穿破后头痛的风险最大。

腰麻后头痛多发生于麻醉后1~3天，抬头或坐起时加重，平卧后减轻或消失，并具有以下特点：体位性，即在坐起或站立15分钟内头痛加重，平卧后30分钟内头痛逐渐缓解或消失；症状严重者平卧时亦感到头痛，转动头颈部时疼痛加剧；头痛为双侧性，通常发生在额部和枕部或两者兼有，极少累及颞部；可能伴随有其他症状：前庭症状（恶心、呕吐、头晕）、耳蜗症状（听觉丧失、耳鸣）、视觉症状（畏光、闪光暗点、复视、调节困难）、骨骼肌症状（颈部强直、肩痛）；90%在6个月内症状完全缓解或恢复正常。

头痛发生后主要是卧床休息，静脉输液和对症治疗，必要时用生理盐水（或右旋糖酐）做硬膜外腔填充。腰麻后发生轻度到中度头痛的患者，应卧床休息、注意补液和口服镇痛药治疗，有些患者毋须特殊处理，头痛能自行缓解；硬脊膜穿破后发生中度到重度头痛等待自行缓解的病例，需药物治疗，还可以配合针刺印堂、太阳、头维、丝足空及合谷穴进行综合治疗。

"腰麻"会发生尿潴留吗

尿潴留主要是由于骶神经麻醉后，膀胱功能恢复晚，也可因应用阿片类药物或患者不习惯卧位排尿所引起。如果膀胱功能失调持续存在，则应除外马尾神经损伤的可能性。尿潴留多见于肛门或会阴部手术后，术中快速输液导致膀胱过早充盈或术后伤口疼痛均可影响排尿。

踏上康复的回归之路

术后疼痛治疗

为预防尿潴留引起的膀胱扩张，需放置导尿管直至腰麻的作用消失。围术期未放置导尿管的患者，发生尿潴留后应予热敷、理疗、针刺、导尿等对症处理，如术后 6~8 小时患者不能排尿或超声检查排尿后残余尿量大于 400 毫升，则有尿潴留发生，需放置导尿管直至腰麻的作用消失。

术后"刀口"疼痛怎么办

疼痛是每个人都经历过但又不愿记起的感觉。在手术室期间还有麻醉医生给您止疼，这出了手术室，我的疼痛谁来管呢？这就引出了我们下面所要探讨的问题，就是术后镇痛的作用。首先，疼痛定义为一种不愉快的感觉和情绪体验，与组织损伤或潜在的组织损伤有关。疼痛是一种主观感觉，疼痛患者常常可出现心率增快、血压增高、出汗等交感兴奋症状。手术后痛是常见的剧烈急性痛，除以往常用的肌内注射镇痛药物予以缓解外，目前常采用患者自控镇痛（PCA），即在持续静脉或硬膜外给予镇痛药的同时，允许患者根据治疗效果自行追加镇痛药物，能提高镇痛效果，患者的疼痛得到及时的缓解，又可减轻医务人员的工作量。因为有了术后镇痛这个神奇又有效的东西，让患者及家属减轻了不少因为术后疼痛造成的心理阴影。

您知道术后疼痛对机体的不良影响吗

　　疼痛是一种人人都有过的感觉和体验，术后疼痛是机体受到手术伤害刺激后的一种反应，术后患者可经历不同程度的疼痛，也是一种有助于保护机体免于伤害的示警信号。它要受到精神、心理、情绪及经验等诸多因素的影响。而且剧烈的疼痛可以造成精神创伤，可以带来焦虑、失眠，产生无助感，令人恐惧，患者痛苦呻吟，小儿哭闹是我们常见到的。有的患者手术后的疼痛会终生难忘，手术造成的组织损伤，不是局限的，会累及皮肤、肌肉和内脏器官，导致机体病理生理改变。

为什么要进行术后疼痛治疗

　　手术中的麻醉保证术中患者无痛固然重要，但手术后早期的疼痛才是患者的主要痛苦所在，因此术后镇痛是设法减轻或消除因手术创伤引起的患者急性疼痛。减少各种并发症，使患者在无痛轻松的状态下渡过手术期。术后镇痛能减轻患者的痛苦和不适，缓解由疼痛而引起的焦虑、恐惧，改善睡眠，降低由疼痛引发的应激反应，有利于降低心率，防止术后高血压，减少心肌做功，从而减少心血管意外的发生，可以促使患者早期下床活动，促进静脉血回流，减少静脉栓塞的发生，促使患者咳嗽、排痰、翻身，减少肺不张、肺部感染等肺部并发症，加速康复而减少并发症，让患者比较轻松地渡过手术恢复期，减少住院时间，节约费用。

什么样的患者需要做术后疼痛治疗

　　术后镇痛适用于所有手术患者。尤其是手术创伤大、手术时间长的患者，各种恶性肿瘤根治术；开胸、开腹而且手术切口长的患者，因为疼痛而不愿翻身，下床活动，不敢咳嗽，容易增加肺部感染的发病率；各骨科手术患者，以利术后早期功能锻炼；有高血压、冠心病病史的患者，减少心血管的意外发生；对疼痛敏感的患者及有强烈要求的患者。

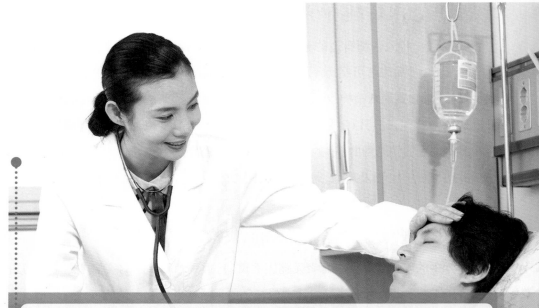

术后疼痛治疗的原则是什么

治疗原则应考虑患者的不同年龄、病史、身体强弱，因人而异地选择不同的镇痛方案。

术后镇痛有哪些方法

术后镇痛的传统方法是按需间断肌注哌替啶或吗啡等镇痛药物，不良反应较多，止痛效果不确切，难以满足完善镇痛的要求。随着国际高新技术产品镇痛泵的应用，患者自控镇痛，经静脉、硬膜外镇痛及持续外周神经阻滞、经皮给药的芬太尼贴剂镇痛改善了镇痛效果，患者及家属满意度提高，深受广大患者及患者家属的欢迎。

镇痛泵是什么装置

镇痛泵有两种：一种是可靠的一次性的输液用医疗器械（如图所示）。它具有持续的及预先确定的流速，其动力来源为弹性硅胶储囊，无须任何电源及附加设备。是为那些除需要持续给药外，还需要自控加药来进行疼痛治疗的患者而设计的。这种泵有不同的型号。另一种是电子泵，是可重复使用的，储药袋是一次性的，由电池做动力，由医生根据患者需要设置流量、流速、预充、锁定等。至于镇痛泵里的药物则是按照医生的镇痛处方将麻醉性止痛药、镇静药、局麻药等注入镇痛泵，将镇痛泵连接在静脉输液管或硬膜外留置管上，按患者情况自动控制镇痛药的给药速度输入体内，并且可让患者根据自身的镇痛需求按压给药迅速加强效果。达到定时、定量，患者控制追加剂量，达到有效镇痛目的。

镇痛泵里装的是什么药

到底镇痛泵里装的是什么药物呢？都有哪些作用呢？现在常使用的药物主要有以下几种：低浓度局麻药：通过硬膜外导管注入硬膜外腔阻滞机体感觉神经的传导，从而减轻局部区域的疼痛；麻醉性镇痛药：包括吗啡、舒芬太尼、芬太尼及曲马多等，这些药物全部或部分激动中枢神经系统阿片受体，而产生强的镇痛作用，可通过静脉、硬膜外腔、蛛网膜下腔给药。术后疼痛属于急性、短期的疼痛，短期使用阿片的药物不必担心导致成瘾的问题。但阿片类药物的副作用如呼吸抑制、恶心呕吐、便秘、尿潴留，

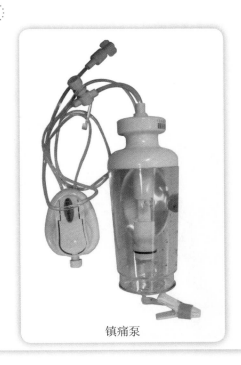

镇痛泵

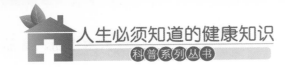

皮肤瘙痒等，也是应用了镇痛泵的患者有时出现以上并发症的原因所在；非麻醉性镇痛药：主要是非甾体类抗炎药。其作用部分主要在外周，镇痛强度比阿片类药物弱，适用于中等强度的镇痛。没有阿片类药物的副作用，但有胃肠道症状，如恶心、诱发消化道溃疡发作等。因其解热消炎的作用，常用于骨科患者；神经安定药：如氟哌利多、咪唑安定。这些药物无镇痛作用，但可强化镇痛药的作用。因氟哌利多有止吐作用，还用于对抗麻醉镇痛药的胃肠道症状；镇吐药：如托烷司琼、昂丹司琼等。

患者及家属该如何使用镇痛泵呢

已经知道了镇痛泵的疗效和用药情况，那对于患者及其家属该怎么使用这个镇痛泵呢？手术接近结束时，麻醉医生就将镇痛泵连接到患者的输液管路或与保留硬膜外导管相连接。麻醉医生与病房护士交班，要始终保持三通接头的通畅，以免影响镇痛泵的进药而影响镇痛效果。随着药物的减少，镇痛泵的扩张囊会逐渐缩小，

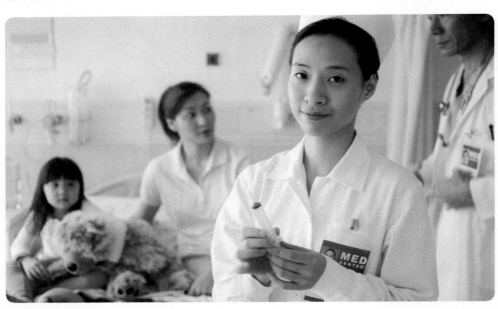

直至完全瘪陷，表明药物已经用完，静脉泵由病房护士拆除，硬膜外镇痛泵由麻醉医生拔除。如果在使用中有任何问题都可随时联系麻醉科值班医生。

如何办理术后镇痛

说了这么多关于镇痛泵的知识，那这个镇痛泵是怎么办理的呢？首先，与麻醉有关的所有东西都是麻醉医生来负责的，而术后疼痛治疗工作更是由麻醉医生自己掌握的。其次，需要术后镇痛的患者或患者家属要在签麻醉同意书时主动向麻醉医师提出。最后，再签一份关于术后镇痛同意书。经过了上面这三个步骤以后，您就可以放心了，当您手术结束后，麻醉医生已经将镇痛泵跟您的液路相连接，会随着您一并带回病房。

术后使用镇痛泵需注意什么

术后镇痛是麻醉科设法减轻或消除因手术创伤而引起患者急性疼痛的一项重要工作，有利于手术后康复。凡手术较大或不能耐受术后疼痛的患者均适用。按使用途径，术后镇痛分为椎管内和静脉镇痛两种。椎管内镇痛需要行穿刺并置入导管来完成。两种方法都需借助镇痛泵自动持续地泵入药物，以使镇痛效果持久而平稳。镇痛中注意以下几项：椎管内镇痛要防止背后的导管脱漏，要小心翻身，不要把胶布弄湿。静脉镇痛要保持三通接头的通畅，保持镇痛泵开关夹处于开放状态；镇痛泵使用过程中，如果患者觉得疼痛，用力按压一次自控按键可使疼痛减轻，根据需要患者可每隔15分钟按压一次；镇痛使用过程中，感觉有睡意是正常的。如果感觉呼吸困难或疼痛不能缓解，立即联系麻醉科值班医生；个别患者如果出现恶心、呕吐、皮肤瘙痒或排尿困难等，可能与镇痛药物有关，可找主管医生或麻醉科值班医生解决；镇痛泵可平放在床上，也可悬挂在衣服上或放在口袋里；静脉用镇痛泵的药物用完，可找病房护士拆掉。椎管内镇痛泵药物用完后联系麻醉医生拔除硬膜外导管。

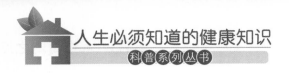
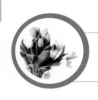

结束语

　　很多人因为不了解麻醉，因而对手术和麻醉充满了恐惧，但是，当您跟随我们一起遨游过麻醉知识的海洋之后，相信您一定会勇敢地面对疾病，与医生共同努力，驶向康复的彼岸。

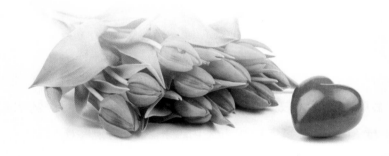

（本章编者：雷志礼　陈　晖）

参考文献

［1］庄心良, 曾因明, 陈伯銮主编. 现代麻醉学[M].（第3版）. 北京: 人民卫生出版社, 2003.

［2］杭燕南, 庄心良, 蒋豪, 等. 当代麻醉学[M].（第2版）. 上海: 上海科学技术出版社, 2002.

［3］尤新民, 赵璇, 叶海蓉, 等. 第三代喉罩用于腹腔镜胆囊切除手术患者的效果[J]. 中华麻醉学杂志, 2006, 26(8):714–716.

［4］Brain A I, Verghese C, Addy E V, et al. The intubating laryngeal mask. I: Development of a new device for intubation of the trachea[J]. Br J Anaesth, 1997, 79(6): 699–703.

［5］Cook T M, Gatward J J, Handel J, et al. Evaluation of the LMA SupremeTM in 100 non–paralyzed patient[J]. Anesthesia, 2009, 64(5): 555–562.

［6］Nonaka M, Sakanashi Y, Sugahara K, et al. Incidence of asthmatic attack during anesthesia in patients with a history of bronchial asthma[J]. Masui, 1999, 48(7): 759–762.

［7］Bremerich D H. Anesthesia in bronchial asthma[J]. Anasthesiol Inten–sivmed Notfallmed Schmerzther, 2000, 35(9): 545–558.

［8］邓硕曾, 宋海波, 刘进. 麻醉医师如何应对围术期高血压的挑战[J]. 临床麻醉学杂志, 2008, 24(9): 819–820.

［9］贾新安. 围手术期高血压危险因素与防治[J]. 中外医疗, 2012, 12(6): 107–109.

［10］严春伶, 左明章. 重症肌无力与麻醉[J]. 中国医药导报, 2010, 7(10): 130–132.

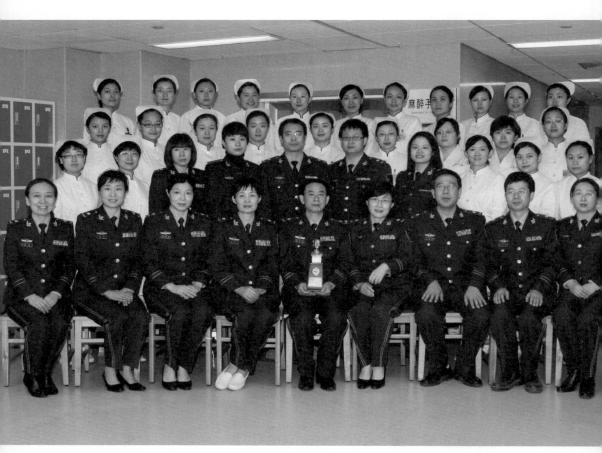

武警总医院麻醉科医务人员合影